TRAICTE CHYMIQVE

CONTENANT LES PREPARATIONS, VSAGES, facultez & doſes des plus celebres & vſitez medicamens Chymiques.

Reueu & augmenté en cette derniere Edition.

Par G. SAVVAGEON D. M. Aggregé au College des Medecins de Lion.

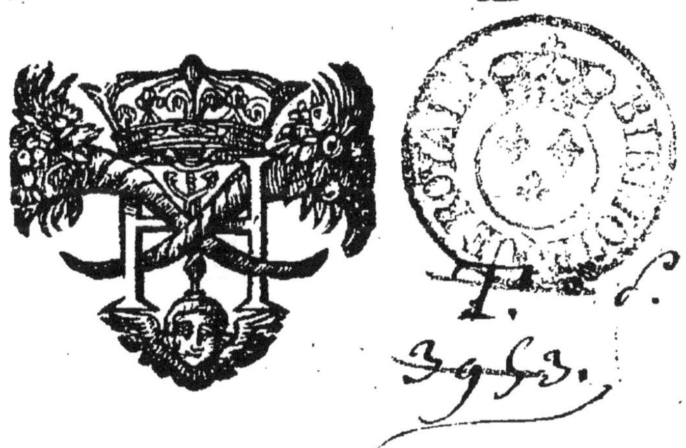

A PARIS,
Chez IEAN BESSIN, ruë de Reims prés le College.

M. DC. XXXXIII.

A MONSIEVR
LE HAYER
ESCVYER S^R DE LA CHEVALERAYE,
Conseiller du ROY, & Substitut de Monsieur le Procureur General.

MONSIEVR,

Ie derogerois à vostre iugement, si ie n'auois autre intention, en vous presentant ce petit Extraict Chymique, *que de vous asseurer de la sincerité de nos affections, que vous cognoissez intimement. Celle de ne me pouuoir tenir de publier les vertus qui me sont cognuës à la moindre occasion que i'en ay, m'a suggeré la presente pour honorer de ce tesmoignage public quelques vnes des vostres. Entre lesquelles ie mets en teste, celle qui doit estre inseparable des personnes de pareille dignité que la vo-*

ſtre : i'entens ceſte inuiolable equité, qui vous rend ſi recommẽdable, non ſeulemẽt en l'exercice de voſtre charge ; mais qui eſclate perpetuellemẽt par le zele & deſir que vous auez de voir regner ceſte belle vertu dans toutes les actions humaines. Et ie n'en puis obmettre vne autre, qui vous porte à cherir & fauoriſer ceux qui ont quelque vertu vtile au public, mais principalement dãs la profeſſion des lettres. I'en puis dire quelque choſe, en ayãt à mon égard reſſenty d'auſſi veritables effects, que ſi vous euſſiez rencõtré vn ſujet qui les euſt meritez. Voſtre modeſtie & le deſſein de ce liuret (auquel ie dois conformer mon ſtyle) ne me permettant de cumuler icy tant d'autres louables qualitez qui reluiſent en vos mœurs, & en voſtre conuerſation, il me ſuffira de vous confirmer par de bons & cõtinuels offices l'inclination que i'ay d'eſtre à iamais,

MONSIEVR,

Voſtre tres-humble & tres-affectionné ſeruiteur G. SAVVAGEON.

TESSERA
diagnostica.

Notior ante nothum labor hic Hermeticus [*ut sit,*
Multiplici signo fronte notatus abit.

Opusculi genius.

Quæ Chymice solers Elixir *fæce relictâ*
Materiæ justi prolicit ignis ope:
Exiguâ dose si placeant accepta palato,
Dogmaticum cordi sal bene tuta dabit.

Mercurius prodromus.

Eximijs pernix captatus laudibus Hermes
Orbe feret toto iusque decusque suum.

PRINCIPIS numen.

Sacra tuebuntur ius nostrum denique contra
Alterius præli PRINCIPIS ARMA *nefas.*

†

Extraict du Priuilege du Roy.

PAr grace & Priuilege du Roy, il est permis à Me GVILLAVME SAVVAGEON Docteur en Medecine, Aggregé au College des Medecins à Lyon, de faire imprimer vn *Traicté Chymique contenant les preparations, &c.* pendant le temps & espace de sept ans, & defenses à tous Libraires & Imprimeurs de l'imprimer, vendre ny debiter, sans le consentement dudit Sauuageon, sur les peines portées par l'original. Donné à Paris le 21. iour de Nouembre 1643. Signé, CROISET.

ADVER-

TESSERA diagnostica.

Notior ante nothum labor hic Hermeticus *[ut sit,*
Multiplici signo fronte notatus abit.

Opusculi genius.

Quæ Chymice solers Elixir *fæce relictâ*
Materiæ justi prolicit ignis ope:
Exiguâ dose si placeant accepta palato,
Dogmaticum cordi sal bene tuta dabit.

Mercurius prodromus.

Eximijs pernix captatus laudibus Hermes
Orbe feret toto iusque decusque suum.

PRINCIPIS numen.

Sacra tuebuntur ius nostrum denique contra
Alterius præli PRINCIPIS ARMA *nefas.*

†

Extraict du Priuilege du Roy.

PAr grace & Priuilege du Roy, il est permis à Me GVILLAVME SAVVAGEON Docteur en Medecine, Aggregé au College des Medecins à Lyon, de faire imprimer vn *Traicté Chymique contenant les preparations, &c.* pendant le temps & espace de sept ans, & defenses à tous Libraires & Imprimeurs de l'imprimer, vendre ny debiter, sans le consentement dudit Sauuageon, sur les peines portées par l'original. Donné à Paris le 21. iour de Nouembre 1643. Signé, CROISET.

ADVER-

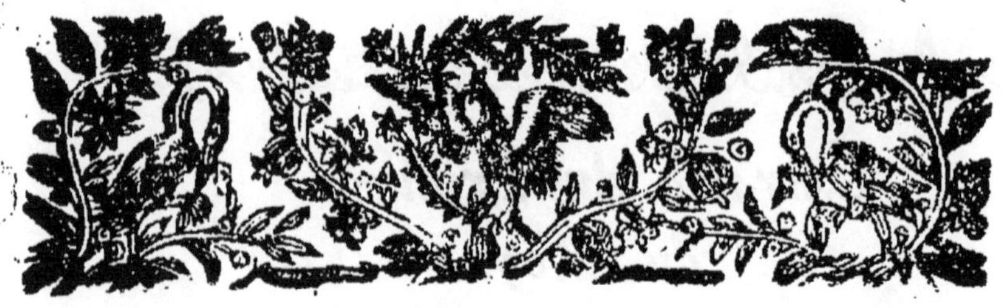

ADVERTISSEMENT AV LECTEVR.

LA Chymie a eu quelque temps ce malheur d'estre non seulement peu cognüe & caressée, mais mesme indignemẽt traittée & rebutée. Les principales causes en pouuoient estre ou vne nouueauté pretendüe, ou les temeraires essais & mauuais succés de ses remedes, peut-estre mal preparez & employez par personnes peu versées en la cognoissance des medicamens, des maladies, & des corps, c'est à dire en vn mot, ignorans en la Medecine. A quoy la difficulté & le trauail plus laborieux de cét Art y pouuoit encores contribuer quelque chose. Le temps, qui descouure en fin les aduantages & les inconueniens des choses, apres la recognoissance de l'vtilité de ses remedes, en a faict encores admirer la gentillesse & curiosité.

Encores qu'il ne suffisoit pas pour la reietter, de dire seulement qu'elle estoit nouuelle. Car quand bien on accorderoit qu'elle n'auroit point esté cognüe ny practiquée des Anciens, ce seroit vn inepte argument de conclure par là à son rebut. Ce qui est maintenant vieux, a esté autrefois nouueau. Chaque siecle s'est signalé de quelque particuliere inuention & rareté. Si on se fust voulu tenir aux seules inuentions des Anciens, de combien de choses serions nous priuez, qui seruent & à l'v-

tilité, & à l'embellissement du monde? Les choses anciennes meritent à la verité d'estre reuerees, non pas simplement pour estre telles, ains pour estre conformes à la verité, & à la raison. On ne doit pas pourtant mespriser les choses nouuelles, si elles ont cela, auec vne égale vtilité. Et on ne renuerse en aucune façon par cette nouuelle, ou plustost peu vsitée inuention de la Chymie, les anciennes preparations de la Medecine. Au contraire elle en reçoit vn nouuel enrichissement & decoration. Dautant que par le moyen de ses medicamens, comme auec autant d'armes plus legeres & acerees, elle luy sert ou à combattre & exterminer les maladies, ou à en preseruer. I'entends icy seulement parler de cette partie de Chymie, qui a pour obiect la preparation des medicamens. En ceste consideration elle doit estre recognüe & tenue pour compagne de la Pharmacie, entant qu'elle vise à vne mesme fin, & qu'elle se soumet, cõme elle doit, à l'empire, aux maximes & preceptes de la Medecine, dont elle faict partie : & doit emprunter d'elle la cognoissãce de la matiere medicinale, des corps, des maladies, de leurs causes & symptomes.

Pour des-abuser (en passant) ceux qui estiment la Chymie estre vne inuention de Paracelse, il est tout au moins certain qu'elle a esté practiquée plusieurs siecles auant qu'il vinst au monde, mesmes par des habiles Medecins qui suiuoient la doctrine de Galien, cõme de Remond Lulle, & d'Arnaud de Villeneufue. Mais en remontant encore bien plus haut, nous trouuons qu'elle a esté en vogue du temps de Mesué, qui florissoit il y a presque 500. ans. Le tesmoignage duquel est d'autãt plus receuable, que c'est vn des principaux Maistres & Artistes de la Pharmacie Dogmatique. Ledict Mesué en son Antidotaire, qu'il appelle en sa lãgue Grabadin, dist. 25. en parle si honorablement, qu'il exhorte les Medecins de conuerser auec les Alchymistes, s'ils desirent cognoistre les substances occultes des mixtes par le moyen du feu: lesquels ont cét auantage (dit-il) de descouurir, & mettre en euidẽce ce qu'il y a de plus caché & secret dans iceux. Lequel suffrage ne monstre pas seulement l'antiquité de la Chymie, mais encores son excellence. Car si la diuersité des choses, qu'vn seul arbre des Indes produit, du fruict duquel appellé Cocos, on exprime tant de sucs de diuerse consistence, de goust & saueurs differentes; d'eau sauoureuse, de vin, de syrop, d'huile: nous cause tant d'admiration, quoy que ce soit auec fort peu d'artifice: Cét art en doit bien donner dauantage, pour son ingenieuse subtilité à extraire d'vn mesme corps tant de diuerses substances, qui y sont si estroictement enserrées, quoy que bien souuent contraires.

Quant à ce qui est de la difficulté qu'on a peu faire à ne l'admettre si facilement, pour le danger qu'il y pouuoit auoir en l'vsage de ses medicamens: cette retenüe a esté excusable, à cause du hazard qu'il y a en l'espreuue des medicamens incognus, eu esgard à la dignité du subiect, en faueur duquel on ne sçauroit estre trop circonspect à admettre l'vsage des nouueaux medicamens, principalement purgatifs. Desquels Hippocrate a autresfois dict, qu'il estoit besoin d'vne grande fortune pour leur exhibition, ne s'agissant pas de moins que du cuir de l'homme. Mais maintenant, depuis que les longues espreuues de nos deuanciers, & celles que nous voyons tous les iours de nos yeux, accompagnées de bons succez, nous en donnent asseurance, nous ne deuons nullement en abhorrer l'vsage, qui est pour le moins aussi certain (apres les preparations exquises qu'on leur don-

ne) qu'estoient du temps d'Hippocrate l'ellebore, la colocynthe, le peplium, l'elaterium, dont il vsoit si frequemment.

Ce que ie dis non seulement des medicamens tirez des animaux & vegetaux, dont il n'y a aucun doute; mais aussi de ceux des mineraux & metaux: que cét Art a rendu si traictables, qu'ils ne retiennent rien ou peu de leurs qualitez crues, violentes & malignes, qui les auoient tant faict deserter. Et toute la violence qui leur reste, ne peut estre separée de leur naturel & essence: dont on ne doit laisser d'en tirer le bien qu'ils peuuent produire aux occasions, où les autres remedes ont perdu l'escrime, c'est à dire aux grandes & rebelles maladies. Conformément à la maxime, qu'aux maux extremes il y faut des remedes extremes: comme à vn nœud fort & rebelle, vn coing de mesme. Si bien que la difficulté qu'il y faut apporter, consiste plustost à discerner la necessité, opportunité, & deuë administration de tels remedes, que leur vehemence pretenduë, puis que la condition du mal la rend necessaire.

Si les operations de Chymie sont quelque peu plus laborieuses, que les communes: cela ne doit point rebutter ceux qui ont du courage & du zele pour le bien & santé de l'homme, à quoy elles sont destinées, cõme tout homme de bien en doit auoir: les belles choses ont cela, qu'elles ne s'acquierent, ou ne s'executent pas sans peine. Le souhait de Galien, qui a eu quelque ombrage & idée de cét Art, desirant passionnément de pouuoir arriuer à la cognoissance & addresse de la separation des diuerses substances qui se retrouuent au vinaigre, qui le tenoit en grande perplexité: doit effacer cette apprehension aux ames qui en seroient atteintes. Et maintenant le plus petit Chymiste du monde luy donneroit de la satisfaction en cela, & de l'admiration en d'autres choses bien plus ingenieuses. Crollius aduance iusques à ces termes, que veu l'extreme desir de ce grand homme, il eust esté bien aise de seruir & se soumettre à Paracelse aux plus vils offices & ministeres de ses fourneaux. Mais sans vser d'vne si insolente exaggeration, ie soustiens hautement, comme vne proposition tres-certaine & importante, que quiconque veut exceller en la Medecine, ne doit point ignorer la Chymie.

Premierement, on acquiert par icelle vne plus intime cognoissance des actions naturelles, principalement nutritiues; de celles contre nature, & des meteores qui se forment au corps humain. Car par le rapport des operations Chymiques, qui imitent visiblement celles de la nature; par la conference des matieres qu'on distille ou sublime, par exemple; & par la consideration de leurs conditions & proprietez, on vient à cognoistre l'essence, & generation des humeurs, la maniere de leur éleuation, leurs effects & proprietez. Ce qui se remarque tres-euidemment és maux de fluxion & de sympathie, & ayde à les cognoistre plus parfaictemẽt. Si le lieu me le permettoit, i'amplifierois ceste preuue par le déchiffrement de la similitude des vaisseaux Chymiques, des fourneaux, de leurs estages, & offices, auec ceux du corps humain, par le ministere du feu (principal agent en la Chymie) comme l'est audict corps la chaleur naturelle.

En second lieu on comprend bien mieux la nature des mixtes par l'euidente resolution des diuerses substances qui les composent, comme leurs vrais principes essentiels, physiques & palpables, que par les meta-

physiques, & purement intellectuels qu'on enseigne à l'eschole.

En troisiesme lieu on en tire de puissantes armes contre les ennemis de nostre vie, dont on se seruira auec plus d'asseurance & dexterité, si on en sçait l'estoffe, la fabrique & la trempe.

Les Apothicaires, qui doiuent conspirer à mesme fin, sont aussi obligez de s'y rendre sçauans & experts. Et ce d'autant plus, qu'y ayant maintenant si grande varieté parmy les Medecins, de style & maniere d'ordonner, & qu'il s'en trouue peu, qui n'assaisonnent fort souuent leurs ordonnances de quelque remede Chymique, comme d'vn grain de sel: & que beaucoup de personnes les preferent aux communs, ils ne peuuent sans vn grand preiudice de leur honneur & contentement des malades se dispenser de ceste cognoissance, & moins de tenir leurs boutiques garnies de ceste sorte de remedes. Et puis il n'y a maintenant aucun Dispensaire qui n'en aye quelques vns, iusques à celuy de Paris, lequel en approuue l'vsage par l'eschantillon du vin emetique & Mercure doux.

Ie ne croirois pas au reste t'auoir beaucoup obligé, en te descriuant les remedes Chymiques les plus vsitez, si ie ne les eusse accompagné de certaines regles & preceptes pour t'en bien seruir. Car les medicamens sont ou moins que rien, ou pernicieux s'ils sont mal employez. Ce que pouuant mesmes arriuer és plus benins, quelle precautiõ ne doit-on pas apporter és remedes Chymiques? Si Hippocrate prescrit tant de circonstances, ie ne diray pas seulement pour l'ellebore, mais mesmes pour l'vsage du laict & de l'horge mondé, iusques à dire du dernier, qu'il y a telle maladie, & tel temps qu'il peut estre cause de la mort estant mal donné, quoy qu'il n'y aye celuy qui n'en sçache la delicatesse & bonté, où il n'entre rien d'estrange & fascheux, & la maniere de le preparer n'ayant rien de vehement. Et si maintenant les plus sçauans & aduisez practiciens n'ordonnent pas volontiers la Rheubarbe dans les fievres bilieuses, qui ont leur siege ou leur entretien dans vn foye trop chaud, bien qu'on diē qu'elle soit l'ame du foye; seulement à cause de ses parties subtiles & ignées: A plus forte raison faut-il bien plus redouter les medicamens Chymiques, exaltez la plus part, par la force du feu, à vn degré de chaleur nō mediocre, & quasi tousiours tirez par des mēstruës ou dissoluans puissans, acres & corrosifs? Si bien que s'il faut tant d'art & de discretion pour ordonner les alimens & les medicamens les plus benins, il en faudra bien d'auantage pour les violens, tels que sont vne bonne partie des Chymiques. Car ce qu'on dict qu'ils sont despoüillez de leur matiere plus grossiere, c'est ce qui les rend d'autant plus dangereux, faisans par leur actiuité & tenuité de substance vne plus prompte & puissante impression.

Ie me suis donc estudié d'accompagner les descriptions de leurs vertus propres à certaines maladies, le temps & maniere de leur exhibition, & la iuste quantité. Car à moins que cela, ils ne peuuent estre que nuisibles & pernicieux, comme ils ne le sont que trop és mains des Empiriques ignorans & temeraires. Te disant seulement ce mot, auant que te quitter, qu'ils sont bien suspects pour premiers remedes au commencement des maladies, principalement où il y a fievre, pour legere qu'elle soit; & où il y a le moindre soupçon d'inflammation interne.

Les doctes Leçons publiques de Chymie, qui se font au Iardin Royal du Fauxbourg Sainct

Victor à Paris donneront à ceux qui en auront la commodité & le desir, vne plus ample cognoissance de tout ce que nous venons de proposer sommairement.

IE ne presume pas qu'il arriue à ceste Rose (c'est à dire à cét Epigramme sur les vsages & emplois de la Rose en la Medecine) comme aux Roses auancées, & qui precedent la saison, qui en sont plus auidement & curieusement receuës : il me suffira, qu'on en excuse la necessité du reject & collocation pour acheuer de remplir ceste page. Il se pourra peut-estre faire, que ce déguisement rendra l'odeur de ceste belle fleur plus communicable.

SI Rosa non esses, medicina invisa iaceres;
Pharmaca nam præbes omnia grata Rosa.
Tu dulcore tuo medicamina tristia gustu
Condis, nil in te, flos tener, insipidum.
Testis Hygeia mihi locuples : nam te sine rarò
Hæc aræ Charitum sacrificare potest.
Fundis aquã *gratam Rosa, magnam &* ſpirituũ *vim,*
Et fragrans oleum *&* balsamium *odoriferum.*
Conservam *præbet*, julep *suavémque* Syrupum
Purgantem, succum, mel, rotulas, species.
Ad multos usus hoc niveis nobile germen
Conserves annis omnibus alme DEVS.

DES VEGETAVX.

SECTION PREMIERE.

LA distribution que nous faisons de ce petit Traicté en quatre Sections, sçauoir est, des Vegetaux, Animaux, Mineraux, & Metaux faict voir que l'object de la Chymie, est aussi vniuersel, que celuy de la Pharmacie : Et que ç'a esté vne grãde ignorance, d'estimer que toute l'estude & employ de la Chymie ne s'estendoit que sur les Mineraux & Metaux ; soit qu'elle s'y occupast pour le grand Oeuure, ou pour la preparation des medicamens, qu'on estimoit pour ce respect tous violens, & peu amis de la nature. Au contraire elle a cét auantage pardessus la Pharmacie, qu'elle tire de ceste derniere sorte, des medicamens beaucoup plus agreables, doux & benins, que ne faict la Pharmacie : Et qu'il faut tenir pour certain, que les medicamens communs ne sont pas tous benins ; ny que les mineraux & metalliques ne sont pas tous violens, ainsi que nous l'auons touché en l'Auantpropos. Si bien qu'il faut aduoüer, que l'industrie Chymique reluit plus euidemment en l'elaboration des medicamens qui s'expriment des Mineraux, & Metaux. Et que comme la Chymie imite la nature és plus nobles & subtiles operations qu'elle exerce dans les Animaux en la coction, digestion & extraction des sucs alimentaires ; en ce qui est de la preparation des essences qu'elle tire des Vegetaux & Animaux : elle semble la surpasser en celle des Mineraux & Metaux : Dautant que la puissance & vertu de la nature est limitée sur les objects Vegetaux & Animaux, estant trop foible & peu proportionnee pour dissoudre & liquefier vne matiere si solide & cōpacte, qu'est celle des Mineraux & Metaux, & d'en extraire en suitte les diuers sucs, dont ils sont intimement impregnez. Enquoy (dy-ie) la Chymie semble se releuer pardessus la nature, tirant des quintessences de ceste sorte de matiere, que les sens & la raisō mesme ne pouuoiēt penetrer ny descouurir.

Des Roses.

CE n'est pas sans raison que nous donnons à la Rose le premier rāg dans ce petit *Bouquet Chymique*, estant la plus noble & comme la royne des fleurs. Ie sçay bien que ceste denomination d'excellence a esté iusques icy deferee à la fleur de Rosmarin, qualifiee d'vn nom emprunté des Grecs *anthos* ; c'est à dire, *la fleur*. Mais sans offenser la sage Antiquité, ie m'estonne comme elle a peu au prejudice de la Rose, luy attribuer ceste prerogatiue. Car si nous considerons non seulement la beauté de sa couleur, & la suauité de son odeur : mais son grand vsage dans la Medecine, nous recognoistrons euidemment l'auantage qu'elle a de meriter ce nom par excellence. Car qui ne ſçait le grand nombre de medicamens, tant ſimples que cõpoſez; alteratifs, corroboratifs, que purgatifs, où elle ſert ou de baſe, ou d'vn des principaux ingrediens? Ce que i'entends non ſeulement des compoſitions qui ſe preparent & gardent communement és Boutiques; mais auſſi de celles qu'on appelle Magiſtrales, ou qui s'ordonnent ſelon la diuerſe exigence des occaſions. Qui oſteroit de la Medecine, l'eau Roſe, ſon baume, ſon huile, ſes conſerues, ſes ſyrops tant alteratifs que purgatifs; ſon miel, ſon onguẽt; la rendroit fort defectueuſe, ſans parler d'infinies compoſitiõs tant internes, qu'externes, où la Roſe tient lieu d'ingredient neceſſaire. Nous reſeruans de traicter ſeulement icy des Medicamens qui ſe preparent auec vn artifice plus exact & curieux, tel que la Chymie nous enſeigne: lequel reluit principalement en la ſeparatiõ des diuerſes ſubſtãces & du pur d'auec l'impur.

L'Eau de Roſes.

ON prendra des Roſes palles ou blanches les ſeules fueilles, mondees, & tant ſoit peu contuſes au mortier: & puis les ſtratifier auec du ſel dãs vn pot de terre eſtroict d'emboucheure, de ceſte façon; ſçauoir faire vne couche de Roſes, par exemple d'vne poignee ou deux, & puis les aſperger d'vne demie poignée de ſel commun, & recommencer vn autre rang de Roſes à la meſme quantité, & du ſel deſſus: cõtinuant ainſi alternatiuement, iuſques à ce que le vaiſſeau ſoit remply iuſques enuiron les trois quarts. Alors il faut boucher l'orifice du vaiſseau auec vne vessie de porc moüillee, & la mettre en digestiõ dans vne caue ou autre lieu froid l'espace d'vn mois, six sepmaines ou plus. Apres il faut oster cette matiere, & la mettre dans le vaisseau distillatoire d'airain, appellé *Vessie*, iusques à la moitié de sa capacité, versant dessus de l'eau de fontaine; telle proportion que le quart demeure vuide. Le vaisseau estant bien bouché, auec son alembic & recipient, on distillera à feu du troisiesme degré. Et il en sortira l'eau, puis l'esprit & en fin l'huile.

Or cét huile n'estant pas si liquide que celuy des plantes chaudes (comme est la lauande) la separation ne s'en faict pas par le vaisseau separatoire, ains en coulant la liqueur au trauers d'vn linge bien net, il restera au fonds du linge l'huile de Roses, congelé à guise de beurre. Il faut racler cét huile auec vn cousteau, & le garder à cause de sa rareté, dans quelque boëtte delicate bien bouchee.

Quant à l'eau qui reste, meslangee auec son esprit, il la faut verser dans vn matras à long col. Lequel estant bien bouché, & son alembic bien ajusté, & vn recipient au bec de l'alembic, le tout bien estoupé auec de la vessie de porc moüillee, on distillera au bain marie à feu du premier degré: & il en sortira seulement la matiere plus spiritueuse, l'eau demeurant au fonds du matras. Que s'il ne degoutte plus rien dans le recipient, ce sera vn signe que la distillation sera paracheuee, partant il faudra oster le recipient, dans lequel nous aurons l'esprit subtil & odorant des Roses, qui est appellé par les

Chymistes *Mercure*.

L'eau tiree par la maniere cy dessus, est de beaucoup meilleure garde & moins subjecte à corruptiõ, que celle qui se tire par le bain marie dans vne cucurbite de verre, soit qu'on se contente d'vne seule distillation, ou qu'on la reitere pour en rendre la liqueur plus efficace; en versant ceste eau distillee sur de nouuelles roses, reïterãt cela iusques à deux ou trois fois. Dont elle deuient si odorante, qu'elle peut cõmuniquer vne tressensible odeur à dix fois autant d'eau commune.

Ce qu'elle fera encor' plus puissamment, si on met dans le canal de l'alembic, ou au bout d'iceluy vn grain ou deux de musc ou d'ambre gris; dautant que l'eau s'en imbibe de l'odeur. D'autres au lieu d'ambre gris ou de musc, y mettent vn peu de racine d'iris de Florence. Ce qu'aucuns ne practiquent qu'en l'eau qui se tire des fleurs de violettes pourprees.

Facultez de la Rose.

AVparauant que de pouuoir decider des facultez des diuerses substances & essences qui se tirent de la Rose, il en faut establir les especes & differences, dont les vnes sont blanches, les autres pasles, les autres rouges & incarnates. De plus, que tant les vnes que les autres sont composees de diuerses substances, & principalement les pasles; lesquelles substances peuuent estre separees par l'art. Ce que Galien a recognu: (*liure 3. des Medicamens simples*)

Et Mesué, *chap. 10. des simples*. Et le mesme Galien (*liure 4. des simples*) dict, *qu'il y a au suc de la Rose trois excremens. L'vn terrestre, tel qu'est dans le vin la lie, ou le tartre: l'autre aërien, qui respond par proportion à la fleur du vin. Le troisiesme aqueux, qui est cause de l'ebullition & corruption*. Il deduit en suitte les diuerses qualitez, qui suiuent la diuersité de ces parties. La qualité qui paroist aspre au goust, procede de sa terrestreité & froideur. L'amere viét d'vne substance tenuë & chaude. Et l'aqueuse tient le milieu de consistence & de qualitez. C'est à dire en vn mot, que la vertu odoriferante & laxatiue de la Rose (laquelle derniere n'est qu'és palles) consiste és parties superficielles; & la detersiue & l'astringente dans le centre.

Facultez de l'Eau-rose.

POur ce qui est maintenant des vertus particulieres de l'Eau-rose, il suffit pour les verifier, de remonstrer le grand vsage qu'elle a, non seulement dans la Medecine: mais aussi en l'appareil & assaisonnement des plus delicieux mets pour la bouche, & és parfums. Quant à ce qui est de la Medecine: elle a vne tres euidente vertu en la corroboration des esprits animaux & vitaux, & à temperer & rafraischir les humeurs, quoy que Cardan *au liure des Medicamens simples*, dict que la Rose & les liqueurs qui en procedent prouoquent la defaillance de cœur, contre l'opinion & experience de tous les autres Medecins. Amatus Lusitanus, *en la curation 3. de la 2. Centurie*; rapporte bien plus à propos la syncope qui arriuoit à vn certain Religieux Dominicain par la veuë ou odeur de la Rose, à vne auersion ou antipathie naturelle toute particuliere.

Facultez de l'Huile.

ON attribuë telle vertu à l'Huile, que si on en frotte le sommet de la teste d'vne goutte ou deux, cela est suffisant de conforter le cerueau & de le rafraischir, outre la souëfue odeur qui en exhalera durant quelques iours. Mais la rareté de cette liqueur, ou plustost de ce precieux baulme, dont à peine se tirera-il de cent liures de roses vne drachme, n'en permet gueres l'vsage & employ que sur les grãds C'est pourquoy il faut estre aduerty, que l'imposture faict souuent passer l'huile de bois de roses qui est fort commun, pour le vray & legitime, dõt nous parlons; cestuy-cy estant d'vne consistence plus espaisse, & d'vne odeur incomparablement plus exquise.

La Teincture de Roses.

PRenez demie once de Roses de Prouins ou incarnates, incisees menu auec des ciseaux; que mettrez dans vne mediocre phiole de verre, versant pardessus demie drachme d'esprit de vitriol, & deux liures d'eau de fontaine. La phiole estant bien bouchee, il la faut laisser en digestion à chaleur lente durãt quatre ou cinq heures, iusques à ce que l'eau soit entierement rouge & vermeille. Ce qu'estant il faudra verser par inclination ceste liqueur, la filtrer & la garder.

Ceste Teinture, outre qu'elle est fort agreable à la veuë & au goust, si elle est edulcoree auec sucre, comme elle se fait d'ordinaire: est propre à rafraischir l'intemperie chaude des visceres, & principalemẽt du foye, qu'elle peut aussi corroborer, à cause de l'impression qu'elle tient de la substance de la Rose: & participe de quelque vertu aperitiue & diüretique, à cause de son menstruë, l'esprit de vitriol.

Ceste composition peut tout au moins suppléer au defaut du Syrop *de rosis siccis*, qu'on prepare communement, & aux fins que dessus, & particulierement en la dysenterie. Pour laquelle Sennertus ordonne vne Teinture de Roses plus artificieuse & composée, que le Lecteur pourra voir dans le 5. Liure de ses Institutions *part.3.sect.3.ch.9*. Ie recognois aussi qu'elle peut estre substituee au lieu du Syrop Alexandrin, que les Medecins de Paris ont autrefois baptizé du nom de Royal, ou pour auoir esté fort frequent & familier au Roy François premier, ou pour ses vertus royales de temperer la chaleur estrange & la soif. La composition dudit Iulep est dans le Bauderon.

L'Eau, l'Esprit, & Huile de Geneure.

PRenez des bayes de Geneurier succulentes, & non desseichees, bien contuses au mortier; par exemple quatre liures. Que mettrez dans vn grand pot de terre bien fort, estroict d'emboucheure, versant dessus enuiron six pintes d'eau de fontaine, qui surnage dessus d'vn trauers de main. L'orifice du vaisseau estãt bien bouché auec vessie de porc, il le faudra laisser en digestion à chaleur lente l'espace de vingt-quatre heures. La digestion faicte, il faut tirer du vaisseau toute la matiere, & la mettre dans la vessie d'airain, y adaptant l'alembic auec le refrigeratoire. Toutes les ioinctures estãs bien bouchees, il faut faire la distillation, donnant le feu au troisiesme degré, pour en mieux tirer la vertu. Et dans trois ou quatre heures, il en sortira, par le moyẽ de ladite distillation, l'Eau, l'Esprit, & l'Huile de Geneure.

La troisiesme partie de la liqueur, c'est à dire enuiron deux pintes, estant distillee, & le vaisseau refroidy: il faut oster le recipient auec l'alembic, de la vessie. La residence ou le marc qui restoit dans la vessie estant exprimé au pressoir, & en ayant tiré le suc: il faut de nouueau reuerser dessus ladite residence cette liqueur spiritueuse & oleagineuse, auec encores quelques Manipules d'autres bayes contuses. Et de nouueau adapter l'alembic à la vessie auec son recipient, les iointures bien estoupees, on procedera à vne seconde distillation, à feu fort lent & moderé, tel qu'est celuy du premier degré. Cette distillation se faict au bout de huict ou dix heures.

La quatriesme partie de la liqueur estant distillée, qui peut arriuer à vne pinte & demie, il faut encores oster le recipient : & alors on verra surnager au dessus de la liqueur, l'huile clair de Genevre. Qu'on separera de l'eau & de l'esprit, par le moyen du vaisseau qu'on appelle separatoire : & la garder dans vn vase de verre bien bouché.

Quant à l'esprit, il le faut separer auec l'eau dans vn matras au bain marie à feu du second degré. Y ayant enuiron vne once ou deux de liqueur distillée, & la distillation ne se faisant plus que fort lentement, ce sera vn indice de la separation de l'esprit d'auec l'eau. Il faudra encores oster le recipient, & garder fort soigneusement cét esprit en vn vase de verre tres-bien bouché. En fin on versera l'eau dans vne cucurbite de verre, à laquelle on adaptera son alembic & recipient, pour distiller au bain marie au second degré de feu, iusques à ce qu'il reste seulement le tiers. Cela faict, on aura vne eau spiritueuse, claire, odoriferante, qu'il faut bien conseruer.

Cette separation paracheuée, il faut ouurir la vessie, & en tirer le suc auec ce qui est contenu au fonds, qu'il faut mettre dans vn sachet de toile, & puis l'exprimer bien fort au pressoir. Ce suc ainsi exprimé doit estre coulé par la mâche d'Hippocras, & puis mis dans vne paelle de cuiure ; où on le lairra espaissir à consistence de miel, & apres le garder dans quelque vase de verre ou de terre plombé.

Finalement il faut desseicher les feces, que les Chymistes appellent communement *Caput mortuum*, & les reduire en cendres tres-subtiles.

Si on verse de l'eau chaude sur ces cendres, on en tirera le sel des cendres dissoultes en l'eau, ou vne lexiue, laquelle estant bien desseichée, elle se reduira en vne poudre tres subtile. Partant cette lexiue estant premierement filtrée, & euaporée à siccité, on aura pour lors le sel de Geneure.

Facultez de l'Eau de Geneure.

Beuë le matin, & le soir loing du repas; appaise les douleurs des reins & de la vessie, & les purifie & nettoye : elle prouoque l'vrine & les mois supprimez, chasse le fruict mort, & remedie aux venins. La dose est d'vne once & demie. Elle conuient à toutes les maladies articulaires, si on en frotte les membres & ioinctures tous les matins, à midy & sur le soir durant quelques iours.

Facultez de l'Esprit & de l'huile de Geneure.

Quant à l'Huile & Esprit, il est fort recommandé en la peste; pour se preseruer de l'air infecté. Car il est tenu d'aucuns au lieu de baulme naturel. Il a aussi la vertu de corroborer le ventricule. Quelques vns s'en seruent aussi à la verole dans quelque eau conuenable, ou dans du vin blanc. La dose est d'vn demy scrupule à vn scrupule.

Facultez de l'Extraict.

Il a vne grande force pour prouoquer les

sueurs, si on en prend enuiron vne dragme le soir à l'heure du sommeil, pour le moins trois heures apres le repas, ou le matin à ieun. Les païsans d'Alemagne s'en seruent pour cét effect au lieu de Theriaque.

Facultez du Sel.

Il prouoque l'vrine, & (au dire de quelques-vns) rompt la pierre, meslé auec eau de Geneure: & preserue de pourriture. La dose est d'vn demy scrupule à vn scrupule.

Facultez de la Terre.

La terre peut aussi seruir à meslanger auec les poudres, qu'on compose pour froter les dents, qu'on appelle *Dentifrices.*

Extraicts alteratifs.

Extraict d'Absinthe.

IL faut faire seicher l'Absinthe Romain en quelque lieu à l'õbre, & puis le couper fort menu auec de gros ciseaux, & le mettre dans vn matras estroict d'emboucheure, en versant dessus de l'esprit de vin rectifié, qu'il surnage de trois doigts, bouchãt l'orifice du vaisseau auec vessie de porc moüillée, le laissant en digestion l'espace d'vn iour & d'vne nuict à chaleur lente au fourneau de cendres, iusques à ce que l'esprit ait tiré la teinture : laquelle il faudra verser par inclination, & remettre d'autre Absinthe, & boucher l'orifice du vaisseau, & reïterer la digestion comme dessus ; & apres l'extraction de la teinture, separer la liqueur, la filtrer, & la garder dans vn verre estroict d'emboucheure.

Facultez.

Cét extraict est propre aux indispositions d'estomach, lequel il corrobore, & ayde à la coction d'iceluy, & prouoque l'appetit, & a aussi quelque vertu de tuer les vers. On le prend le matin à jeun dans vn peu de vin blanc, y dissoluant quelques gouttes dudit extraict. Il n'y a vin d'Absinthe qui l'egale en vertu.

Sel d'Absinthe.

Il faut reduire en cendres tres-subtiles l'Absinthe auec les fueilles, fleurs & racines. De ces cendres soit faicte lexiue auec de l'eau chaude. Ceste lexiue estant filtrée & euaporée, le sel restera au fonds. Lequel on clarifiera, en le dissoluant deux ou trois fois, le filtrant & le coagulant derechef.

Facultez.

Ce sel a les mesmes vertus que l'Absinthe. Il a cela de plus qu'il prouoque mieux les vrines, & expulse les matieres graueleuses & la pierre. En le meslant aussi auec les poudres sudorifiques, comme celle de chardon benit, il prouoque heureusement les sueurs. La dose est d'vn scrupule à deux.

Extraict de Guaiac.

PRenez du Guaiac rapé vne liure. Mettez-le dans vne grande phiole, en versant pardessus de l'esprit de vin rectifié, & d'eau de chardon benit, parties égales, qu'elles surnagent d'vn trauers de main. L'orifice du vaisseau estāt bien bouché auec vessie de porc, il faut laisser le tout en digestion à chaleur lente, iusques à ce que la liqueur soit imbuë de la teinture. Ce qu'estant, il la faut separer par inclination, & verser de rechef d'autre esprit de vin, & eau de chardon benit sur la residence, & recommencer tant de digestions & separations, iusques à ce que l'esprit de vin ne reçoiue plus aucune teinture. Alors il faudra verser tous ces extraits ou teintures dans vne cucurbite de verre, pour apres la distillation au bain marie, les reduire à consistence de miel. Et ainsi on aura au fonds de la cucurbite l'extraict de Guaiac, qu'il faudra en tirer pour le garder au besoing.

Facultez.

Cét extraict n'est pas seulement propre, à cause de sa base specifique le Guaiac, à la verole, qu'il dissipe par les sueurs: mais aussi à beaucoup d'autres indispositiōs, causees d'humeurs froides & lentes, & qui demandent attenuation & incision, comme par exemple à l asthme inueteré. On s'en pourroit aussi seruir aux maladies malignes & pestilentes, dans quelque eau conuenable, pour resoudre en sueurs les humeurs virulentes. A cause de quelque petite amertume qu'il a, il est plus à propos d'en vser en forme de pilules, principalement en la verole. La dose est d'vn scrupule à vne demie dragme.

Le laudanum auec Opium.

LEs Chymistes appellent cette composition *Laudanum opiatum*, d'autãt que sa base principale est la teinture d'Opium, par lequel nous commencerons sa description.

Prenez de l'Opium trois onces, que couperez en trenches, & les ferez seicher à feu lent dans vne escuelle de verre, les retournant pour les seicher également des deux costez; afin de faire par ce moyen euaporer les esprits fetides & malins dudit Opium: la nuisance desquels pourroit causer de dangereux symptomes au cerueau, comme conuulsion, vertigo, voire mesme vn sommeil lethargique ou mortel. L'Opiũ se puluerise par apres aisément, & puis on le met en digestion à chaleur lente dans vn matras de verre mediocre, versant dessus du vinaigre distillé de la hauteur de trois doigts. Cependant la partie la plus subtile, & la vertu de l'Opium est tirée. La liqueur estãt bien teincte, il la faut separer des feces par inclination, la filtrer, & la mettre dans vne autre cucurbite de verre au bain marie, donnant le feu au second degré; & la laisser distiller iusques à consistence d'extraict. A la residence ou extraict ainsi preparé on adiouſtera de nouueau de bonne eau roſe, qui ſurnage de trois doigts. Le vaiſſeau eſtant bien bouché auec veſſie de porc moüillée, il faut faire vne nouuelle digeſtion, iuſques à ce que l'extraict ſoit preſque entierement diſſoult. Ce qu'eſtant, il le faut filtrer, & l'euaporer au bain marie, comme deſſus, à conſiſtence d'Opiate.

Correctifs de l'Opium.

PRenez de l'extraict d'Opium, preparé comme deſſus, vne once; de l'extraict de ſaffran, demie once; du magiſtere de perles & coraux faict ſans corroſion, de chacun vn ſcrupule; d'huyle de gyrofles & de karabé, de chacun demy ſcrupule; de muſc & d'ambre gris, de chacun ſix grains. On meſlera le tout en forme d'Opiate.

Facultez.

Comme entre tous les ſymptomes qui accompagnẽt les maladies, il y en a deux ou trois entre autres, qui outre l'ennuy & l'effroy qu'ils cauſent aux malades, ils leur abbatent & ruinent les forces; ſçauoir les grandes doulcurs, les longues veilles, & les euacuations immoderées: on doit auſſi auoir vn ſoin particulier pour les appaiſer. Les Chymiſtes ont inuenté pour cét effect force compoſitions de ce nom, entre leſquelles i'ay choiſi cette-cy, comme excellente, tant pour les intentions que deſſus: que pour les manies, phreneſies, & pour toutes ſortes de violentes fluxions, principalement chaudes, acres & malignes, & ſur tout en celles qui

qui se portent sur la poictrine ou les poulmõs. Bien est vray, que si on s'en sert à la toux, elle ne doit estre accompagnée de trop grande quantité d'humeurs crasses, & les forces estans trop debiles : car il seroit à craindre, que le peu de chaleur naturelle ne s'en dissipast. Aduis general pour toutes autres occasiõs. Où il faut estre bien auisé pour l'vsage de cette sorte de remedes. Car encores que l'Opium soit icy fort bien preparé, & mieux qu'en beaucoup de compositions communes où il entre : il faut se souuenir pourtant, qu'il faut apporter vne grande discretion en son vsage, comme aussi en celuy de tous les autres narcotiques. Que ce soit (s'il se peut) apres les remedes generaux, & autres ordinaires ; mais principalement le ventre ne doit estre trop resserré, qu'il faudroit en ce cas relascher par vn lauement. La dose est de trois grains iusques à six, en forme d'vne petite pilule.

Le docte Primerose (*liure 4. chap. 44. de ses erreurs populaires*,) approuue fort le Laudanum de la description suiuante, tirée de la Pharmacopée de Londres, dont les compositions sont estimées des experts en la Pharmacie.

Prenez de bon Opium, tel qu'est le Thebaïque, extraict dans l'esprit de vin vne once ; du saffran extraict de mesme, demie once ; du castor, vne drachme. Meslez y vne demie once de la teinture des especes de Diambra recentes, extraictes aussi en l'esprit de vin ; y adioustant pour le rendre à la verité plus agreable : (mais aussi moins conuenable aux femmes subjectes aux suffocations de matrice) d'ambre gris, & de musc, de chacun six grains; d'huile de muscade dix gouttes.

L'euaporation en estant faicte à la chaleur tiede du bain marie, on en formera vne masse, dont la dose sera vn peu moindre que de la precedente, comme de deux grains, iusques à quatre, principalement si on la doit reïterer, sur l'obseruation du succés de la premiere prise: (car on le peut reïterer selon l'exigéce du mal) & pour plus grande seureté en ceste sorte de remedes vn peu dangereux, à ceux qui n'en ont pas faict de frequentes experiences.

Enfin selon les diuerses intentions qu'on a de se seruir de ceste sorte de remedes, il les faut donner à diuers temps (ainsi qu'a tres bien remarqué Bauderon parlant du Diacodium:) car il les faut donner le soir, si c'est pour prouoquer le sommeil; le matin, pour les grandes douleurs, & pour arrester les euacuations immoderées, comme l'hémorrhagie; quatre heures auant, ou quatre heures apres souper, pour incrasser les humeurs trop subtiles dans les fluxions.

Extraicts purgatifs.

Extraict de l'Hellebore noir.

PRenez des racines d'Hellebore noir bien conditionné, vne liure. Faictes les infuser durant vingt quatre heures en suffisante quantité de vinaigre rectifié. Puis espanchez le vinaigre, & faictes mediocrement seicher à feu lent les racines : & concassees grossierement on les mettra dans vn grand matras, versant pardessus du suc de pommes odoriferantes, deux portions ; du suc de Roses palles aussi depuré, vne portion, ou telle quantité que ces sucs surnagent de deux ou trois doigts : Faut laisser le tout en digestion au bain marie, iusques à tant que les sucs acquierent vne couleur comme vermeille, & soient puissamment impregnez de toute la substance & vertu de l'Hellebore. Alors on les coulera, & on exprimera les feces au pressoir, & on meslera l'expression auec la colature : & derechef on rejettera sur lesdites feces de nouueau suc de Roses bien depuré : dont on extraira encores toute la teincture ou essence au bain marie, en coulant & exprimant de rechef le tout. Qu'on meslera auec l'autre colature & expression, pour le mettre dans vn grand matras, en faire digestion au bain marie, & en separer le pur de l'impur : & en fin faire euaporer à feu lent l'humidité aqueuse, iusques à ce que l'extraict reste au fonds en forme & consistence vn peu plus espaisse que du vin cuict, & le reseruer pour la necessité.

Facultez.

CEtte preparation fort excellente & ingenieuse rend cét extraict conuenable aux maladies melancholiques, prouenans de la bile noire aduste, dõt la qualité acre & maligne est corrigée par le suc de pommes, comme aussi celle de la base ; dont la vertu purgatiue est aussi temperée par le suc de Roses. Il conuient donc à l'epilepsie, à la lepre, à la fievre quarte rebelle, à la melancholie maladie, à la manie. La dose est d'vn scrupule à deux en forme de pilules, en cas que la complexion chaude, & seiche du malade, ou de la saison n'y repugne: ou plustost en quelque liqueur propre, telle qu'est l'eau de buglosse, ou quelque decoctiõ hepatique & splenique. Car il ne suffit pas qu'vn medicament contrarie de premieres qualitez à l'humeur peccante, mais encore de consistence. Ce qu'il faut singulierement obseruer en l'humeur melancholique, qui veut estre à bon escient humectée, tant en la preparation, qu'en l'euacuation.

Voila les principales vertus, qui ont esté recogneuës de toute l'antiquité en l'Hellebore noir, si vanté de l'Hippocrate mesme, & par luy heureusement employé en la cure des filles insensees de Pretus. Quelques modernes Medecins, principalement Chymiques, attribuent aux fueilles d'Hellebore noir des vertus presque égales à la pierre philosophique: & que reduites en baulme, elles preseruent l'homme de toutes infections externes, & de toutes pourritures internes: qu'elles le maintiennent en l'estat qu'il a esté engendré, le garãtissant de toutes sortes de maladies: qu'elles purgent auec plus d'excellence, que quelqu'autre purgatif que ce soit, extirpant iusques aux fibres les humeurs peccantes.

Encore que ces éloges soient vn peu subjets à caution, il est tout au moins certain que l'Hellebore estoit si frequent parmy les anciens, que les personnes d'estude s'en seruoient comme d'vn remede singulier pour se procurer vne plus grande netteté & viuacité d'esprit, lors qu'ils en auoient de besoin pour quelque subject d'appareil, ou pour la dispute, ou pour la composition.

Extraict de Rheubarbe.

PRenez de bon Rheubarbe incisé en morceaux, vne liure. Faictes le infuser dans de l'eau de cichorée, où aura infusé du nard indique, & de la canelle, que l'eau surnage de trois ou quatre doigts dãs vn vaisseau bien clos: qui sera mis au bain marie à chaleur moderée, l'espace de trois iours. La digestion estant faicte, & l'eau teincte estant separée par inclination, il y faudra adjouster de nouuelle eau, reïterant tant de fois que l'eau ne tire plus aucune teincture. En fin exprimant les feces, & meslant la colature filtrée auec la premiere teincture: on en separera l'humidité superfluë au bain vaporeux, iusques à ce que l'extraict reste au fonds, en consistence de vin cuit.

Facultez.

Il est aussi recommandable pour sa benignité & clemence, pour en pouuoir vser aux complexions les plus foibles & delicates, mesmes aux petits enfans; que pour ses vertus, dõt les principales sont d'estre souuerain aux obstructions de foye & de ratte, à la iaunisse, à l'hydropisie, à la lepre dans son commencement, à toutes sortes de flux de ventre, & à la dysenterie, en y adjoustant le saffran de Mars adstringent, & l'esprit de vitriol. Et par ce moyen le Rheubarbe euacuë les humeurs acres & corrompuës, le vitriol empesche la putrefaction, & le saffran de Mars adstreint & retient le flux. Il est aussi souuerain pour tuer les vers. La dose est depuis vne dragme iusques à deux, sinon aux petits enfans d'vn scrupule ou plus selon leur âge, dissoult dans quelque syrop ou eau distillée appropriée au mal, le matin à ieun, sans garder chambre, ains plustost se promenant pour accelerer l'operation.

On prepare de mesme les extraicts suiuans, dont les boutiques ne deuroiẽt estre dégarnies.

De Bryone,
De Colocynthe,
De Sené,
De Scammonée.

Adioustant à chacun son menstruë ou dissoluant propre, & son correctif. Sçauoir la decoction de semence de fenoüil & de grains de Geneure pour la Bryone: l'esprit de vin où aura infusé le bdellium, pour la Colocynthe: le suc depuré de pommes de bonne odeur, & l'anis ou le gyrofle, pour le Sené: le suc de Coings, & l'eau de vie, pour la Scammonée.

Panchymagogue.

Prenez de l'Hellebore noir preparé, vne once. Mettez-le en digestion à chaleur moderée, dans vn matras à col long; de la semence d'hieble cötuse, quatre onces; des hermodattes & turbith, de chacun deux dragmes: que mettrez dans vn autre matras, versant pardessus la decoction claire de la creme de tartre, qu'elle surnage de six ou huict doigts, la tenant en lieu chaud par l'espace de deux iours, pour en tirer la teinture. Puis prenez du sené vne once; de la rheubarbe incisée menu demie once, que mettrez encore separémẽt en vn autre matras, versant aussi pardessus l'eau qui est restée des crystaux de tartre (car elle est aperitiue, & corrige les trenchées que le sené excite) autant qu'il conuiendra pour en extraire suffisamment la teincture.

Il faut premieremẽt remarquer en cette operation, que les matieres filtrees des autres extraicts se doiuent euaporer, auparauant que de vacquer à l'infusion, filtration & euaporation du sené & du rheubarbe.

En second lieu, que leur euaporation se doit faire en vn instant au bain marie, & en plusieurs vaisseaux separez. Car par ce moyen ce qui est de volátile au sené & en la rheubarbe, ne s'exhale pas, ce qui arriueroit par vn plus long sejour.

En troisiesme lieu, lors qu'ils auront acquis vne consistence conuenable, on les doit adiouster aux autres extraicts & retirer de la chaleur.

Alors on prendra vn quatriesme matras, où on mettra de l'aloës socotrin cinq onces, versant de l'eau chaude de tartre, mesme quantité que dessus. Le vaisseau estant mis en lieu chaud, quatre heures apres, ou pour le plus six, separez le menstrue teinct par inclination, le filtrant à plusieurs fois.

Il faut estre aduerty, qu'il ne faut pas repasser le menstruë sur les feces de l'aloës, pour en tirer d'autre teincture, que ce qui en a esté tiré la premiere fois. Car ce qui reste ouure les veines, & eschauffe par trop.

Toutes lesquelles choses estans bien obseruees, il faudra dissoudre dans cette premiere teincture, vne once de scammonée Alors on meslera toutes les teinctures, & on les euaporera au bain marie à consistence de miel, y adioustant sur la fin vne dragme d'huile d'anis ou de fenoüil.

Facultez.

Les Chymistes ne voulãs vser de mesmes nõs que les Medecins Dogmatiques, qui nomment ce celebre purgatif propre à purger toutes les humeurs, *Catholicum* ont nommé *Panchymagogue*, ce medicament composé d'ingrediens propres à purger toutes sortes d'humeurs, y comprenant mesmes les serositez; mais plus forts & vehements, que ceux qui entrent dans le Catholicum commun. Ce qui rend l'vsage de ce Panchymagogue moins vniuersel, que de celuy-là: dont on se sert indifferemment en toutes sortes d'aages, de complexions & de maladies. Ce qui ne se doit en celuy-cy, beaucoup moins aux fievres continuës, aux complexions foibles, & temperamens chauds. C'est pourquoy on ne s'en doit seruir, qu'aux complexions robustes, & aux maux, où il y a vne grande varieté & complication d'humeurs, ou lors qu'elles sont contenuës & espanchees en diuerses regions du corps, mesmes en l'habitude & ioinctures : d'où il attire les serositez, à cause d'vne partie de ses purgatifs qui agissent iusques là. La dose est d'vn scrupule à deux pour le plus, ou dissoult dans vn boüillon, ou decoction conuenable, ou en pilules.

Du Tartre.

La Creme de Tartre.

IL faut piler grossierement vne liure de Tartre, tres-blanc, comme est celuy de Montpellier. Puis le lauer à plusieurs fois auec de l'eau froide changée & reïterée. Cela faict on le mettra dans vne terrine de terre, versant dessus suffisante quantité d'eau de fontaine, qui surnage de cinq ou six doigts, qu'on fera boüillir à feu lent, iusques à ce que l'eau soit renduë acide. Alors il faudra couler par la manche d'Hipocras cette liqueur dãs vn autre vaisseau. Et on versera d'autre eau sur la residence, qu'on fera boüillir comme dessus, iusques à acidité, & la couler de mesme. On reïterera tant de fois ce trauail, iusques à ce que tout le tartre soit dissoult, & conuerty en liqueur acide. Alors on mettra toutes ces liqueurs durant 24. heures en lieu froid; ou bien si longnement, que cette eau ait perdu son acidité, & deuienne claire, comme eau de fontaine. En versant doucemēt par inclination l'eau contenuë dans la terrine, on verra au fonds d'icelle la creme, & aux parois des petits crystaux dudit tartre. Lesquels auec ladite creme il faudra lauer deux ou trois fois, les desseicher, & les puluerisez sur vn marbre, & en garder la poudre au besoing.

Qui voudroit auoir cette creme plus blanche & plus luisante, il la faudroit faire boüillir de nouueau dans d'autre eau.

Facultez.

Ce medicament est vn des plus communs aperitifs, qui soit en la Medecine, pour liberer les obstructions de tous les visceres, & pour deterger le ventricule & le mesentere de leurs humeurs crasses & tartareuses, telles que sont celles, qui entretiennent les fievres quotidiennes, & tierces bastardes, les palles couleurs, causées tant par le vice du foye, que de la ratte. Il faut auparauant que d'en vser, que le corps ait esté nettoyé de ses plus grossiers excremens.

De soy il ne purge point, ou bien peu : mais meslé auec des purgatifs, principalement auec le sené, il aiguise leur vertu purgatiue.

Quelques vns s'en seruent à la gonorrhée virulente : mais mal à propos, principalement dans les trois premiers temps du mal; dautant qu'il rend les vrines plus acres & ardentes, à cause de sa grande quantité de sel fixe.

On a obserué, que l'vsage d'iceluy n'estoit point autrement propre aux picrocholes, & à ceux qui estoient subjects aux douleurs de teste, causees de la chaleur des hypochondres, dissoult seul dans vn boüillon, comme on l'vse d'ordinaire.

Fecule de Bryone.

ON coupera menu auec vn cousteau de bois les racines de Bryone, bië nettoyees & lauees auparauant; puis on les broyera dans vn mortier de marbre ou de pierre. En apres on les mettra dans vn sachet de toile, pour en tirer le suc au pressoir auec forte expression. Lequel on mettra dans vne terrine vernissee, & tiendra l'espace d'vn iour & d'vne nuict dãs vn cellier ou autre lieu froid. Et on verra au fonds vne matiere espaissie tres-blanche, & à la sommité vne eau trouble, ressemblant à du petit laict. On separera cette eau ou matiere aqueuse de celle qui est espaisse, qui restera au fonds à guise d'amidon, qui est ce qu'on appelle *Fecule de Bryone*. On la fera seicher à l'ombre, on la puluerisera & gardera au besoin.

Facultez.

C'est vn remede interne, & externe. On s'en sert interieuremët auec loüable succés aux suffocations de matrice, à l'asthme & aux obstructions des parties naturelles, & à l'hydropisie dans le commencement. La dose est d'vn scrupule à deux scrupules, meslangeant cette poudre auec quelque autre medicament conuenable en forme solide. Par le dehors elle est propre à deterger la crasse, ordures & lentilles du cuir, & à le blanchir; pour ce elle est mise au rang des fards.

Quelques huiles Chymiques plus vsitez.

Huile de Mastic.

ON puluerisera grossierement le Mastic, & on le meslera auec autant de *teste morte de Vitriol*, qu'on nomme *Colcothar*, mettant l'vn & l'autre dans vne retorte de verre mediocre, pour distiller au sable à feu du premier degré, trois heures durant. Apres il faudra augmenter le feu au second degré, iusques à ce que toute la distillation soit paracheuée, ce qui se faict dans douze ou quatorze heures. Alors on meslera cette liqueur distillée auec de nouuean colcothar, pour distiller derechef dans vne retorte de verre. Et en fin la liqueur distillée sera rectifiée au bain marie à feu du second degré, dont sortira vne eau spiritueuse, auec l'huyle clair du mastic. On separera cét huile par le vaisseau separatoire. Quant à la matiere ou huile espais qui reste en la retorte, il le faut aussi tirer & garder separément.

Facultez.

Comme l'huile clair de mastic se prend seulement par dedans en la debilité d'estomach & des intestins : l'autre aussi ne s'vse que par dehors, ou seul en forme de linimét, ou le meslant auec quelque autre remede conuenable, comme onguent. Il a vne vertu singuliere pour les parties nerueuses à les conforter. Ce qui le rend propre à la goutte & à la podagre. La dose de celuy qui se prend par dedans est de trois gouttes iusques à cinq.

Huile de Myrrhe.

On mettra dans vn matras estroict d'emboucheure de la Myrrhe grossierement puluerisee, versant par dessus autant d'esprit de vin rectifié qu'il en faudra pour l'extraction. On filtrera par apres le menstruë, & on le fera euaporer au bain marie à consistence de syrop. Et on aura au fonds l'extraict ou vne matiete oleagineuse odoriferante de la Myrrhe.

Facultez.

Cét extraict ou huile, outre qu'il est fort propre à tous les vices du cuir, si on en frotte chaudement la partie affectée : il preserue de pourriture, consolide les playes recentes, deterge les vlceres & guarit la dureté d'oüye.

Huile d'Ambre.

ENcores que Crollius n'admette l'ambre iaune en la Medecine, ains seulement le blanc, comme engendré d'vn bitume tres espuré : au defaut & à cause de la rareté & cherté de celuy-cy, l'on pourra employer le iaune. On recognoist en l'vn & en l'autre diuerses facultez, dont la plus euidente est l'astringente, laquelle reside en son sel fixe, & en son huile : & l'autre moins manifeste, qui est l'aperitiue, se retrouue en son sel volatile & partie spiritueuse. Lesquelles substances se separent en la maniere suiuante.

Prenez de l'ambre blanc ou iaune vne liure; que concasserez en petits fragments, tels qu'ils puissent passer par le col d'vne retorte, qu'il faudra adapter au fourneau de reuerbere. Il en sortira premierement l'esprit auec plusieurs nuees blanches, qui rempliront le recipent, auquel succedera l'huile iaune, & en suite vn huile noir & espais, & finalement le sel volatile au tour des parois du recipient, & ainsi se paracheue cette distillation. Ayant laissé refroidir les vaisseaux, & estans delutés, on ostera du recipient par vne douce inclination l'huile & l'esprit, & on les mettra dans vne retorte de verre, qu'on posera sur les cendres chaudes. Et au lieu de cét huile & esprit, qui estoiét crasses & noirs auparauant, ils en sortiront tous purs & luisans, pourueu qu'on leur donne vn feu moderé. L'operation estant finie, on pourra rectifier cét esprit & huile, & les separer par le separatoire, pour estre gardez separément.

Facultez.

On a recogneu de telles vertus en cét huile, qu'il a esté appellé par excellence, *huile benist.* Il est merueilleusement efficace aux grandes maladies du cerueau, comme au vertigo, si on en frotte la nuche du col; à l'epilepsie essentielle, c'est à dire, qui a son siege au cerueau, tant pour la preseruation du paroxysme, que pour la cure, dans eau de peone; à la paralysie, tant en liniment à la region de l'espine du dos, que pris interieurement dans quelque decoction sudorifique, en continuant l'vsage pendant quelques sepmaines, ayant la vertu d'operer par les sueurs & vrines; aux suffocations de matrice, si on en dissoult quelques gouttes dãs eau d'armoise ou autre conuenable; à la suppression d'vrine, prouenant principalement d'humeurs crasses & mucilagineuses, dans eau de gramen ou autre semblable. On luy attribuë aussi vne vertu cardiaque, pour preseruer & guerir la peste, le meslant auec quelque liqueur cordiale, ou vin blanc, vne ou deux gouttes pour la precaution, & trois ou quatre pour la cure.

L'esprit, huile & vinaigre de Terebenthine.

ON mettra quatre liures de Terebenthine de Venise bien lauée dans vne grande cornuë de verre, & on distillera au sable, gardant les degrez du feu. Il sortira premierement le phlegme, lequel estant distillé, ce qui se fera dãs cinq ou six heures ou enuiron, à feu du premier degré, il distillera vn huile blanc; alors on donnera le second degré de feu. Et lors qu'en distillant les gouttes tireront sur le iaune, on augmentera le feu iusques à la fin de la distillation, c'est à dire, iusques à ce qu'il distille vn huile espais resineux: & il restera au fonds de la cornuë la colophone. Alors on ostera le recipient, & on rectifiera au bain marie à feu du second degré la liqueur distillée: il en sortira le phlegme meslé auec l'esprit & l'huile. Que s'il ne distille plus aucune liqueur spiritueuse, ce sera vn indice que la distillation est parachenée. C'est pourquoy on ostera le recipient, & on separera l'huile blanc qui nage sur l'eau spiritueuse, au vaisseau separatoire, pour la garder. Finalement on ostera la cucurbite, & on aura au fonds vn huile noirastre tirant sur le rouge, qu'il faudra tirer & garder à part, & ensemblement le vinaigre, lequel ne se peut separer que quelque temps apres. Car laissant quelques iours cette residence sans l'agiter, le vinaigre s'esleuera de soy mesme, qu'on separera par vne douce inclination pour le garder.

Facultez.

On se sert seulement par le dedans de l'huile blanc rectifié de terebenthine, lequel a la vertu de chasser le grauier & la pierre des reins: il semble pourtant estre plus propre à la dysurie & difficulté d'vrine causees de quelque humeur crasse & glutineuse On ne s'en sert que trop aux gonorrhees, mais le plus souuent mal à propos & indifferemment dans tous les temps. Ce qui ne peut estre sans danger iusques à la declination; d'autant qu'il peut augmenter l'ardeur des parties affectees, par sa chaleur & tenüité de parties. Ce qui le rend aussi suspect en la phthise,

phthise, où Beguin le conseille mal à propos. On le donne depuis huict gouttes iusques à douze dans quelque eau conuenable.

L'huile rouge est fort propre aux indispositions froides des nerfs & parties nerueuses, comme à la paralysie & à la goutte. Et meslangé auec les onguents & emplastres propres.

Quant au vinaigre, il peut seruir à dissoudre les coraux, les perles, tout ainsi que le vinaigre distillé.

DES ANIMAVX. SECTION II.

Du Miel.

L'eau, & l'esprit de Miel.

IL faut mesler deux liures de bon miel roux, de bõne odeur & de goust plaisant, auec demie liure de fin sablon laué. Et mettre ce meslange dans vne grande cucurbite de verre, & distiller au sable à feu du second degré; il sortira l'eau ou le phlegme du miel. Lors qu'on apperceura des gouttes iaunastres, on ostera le recipient, y en mettant vn autre, & augmentant le feu premierement d'vn degré, continuãt successiuement iusques au troisiesme: &

on verra sortir l'esprit rouge du miel. Les gouttes venans à cesser, ce sera vn signe que la distillation sera paracheuée. Partant on ostera le recipient, & on gardera au besoin cette liqueur vermeille, qui s'appelle *esprit de miel*.

Faculte\z.

L'esprit de miel est peu ou point employé interieurement en la Medecine, estant d'vne essence trop attenuatiue & prompte à s'enflammer; Paracelse mesme le tenant veneneux lors que la sublimatiõ en est reïterée. On ne s'en sert gueres, que pour teindre les cheueux en couleur d'or, & pour les faire croistre & attirer le poil & la barbe. Que si on en veut teindre les cheueux, il les faut oindre souuent de cét esprit, les laissant seicher d'eux-mesmes. Si c'est pour faire venir & croistre la barbe, il faut premierement bien raser la partie, & puis la frotter par fois de cét esprit.

Huile de Cire.

On fera fondre vne liure de cire iaune bien nette & purifiee, & de bonne odeur dans quelque pot ou vaisseau de terre sur le feu. La dissolution estant faicte, on y meslangera vne demie liure de sablon bien net & laué; dont le meslange se fera auec vne cuillier de bois, pour le reduire comme en paste. De cette masse on formera de petites bales, qu'on mettra dans vne retorte de verre, pour distiller au sable à feu du second degré. L'huile distillera, à guise de beurre coagulé. Lequel huile ainsi coagulé, s'il eſt deux ou trois fois rectifié dans la retorte, vne portion d'iceluy ſe tournera en vne liqueur de couleur d'or.

Facultez.

L'huile eſpais & coagulé de Cire, eſt ſeulement vſité exterieurement. Mais celuy qui eſt clair, l'eſt quelquefois interieurement. Il attenuë, penetre & reſoult efficacement; il guerit les contuſions en peu de temps, conſolide les fiſſures des mammelles, & en diſcute les tumeurs, qui prouiennent du laict caillé. Il conuient auſſi aux affections des parties nerueuſes, comme à la goutte, & à la retraction de nerfs, en faiſant premierement quelques frictions en la partie auec vn linge chaud; & puis l'oignant dudit huile. Pris interieurement il lenit & deterge. Pour ce il conuient aux vlceres internes.

La Teincture de Miel.

ON prendra du miel bien eſpuré deux onces, qu'on meſlera auec du ſablon, & on le mettra dans vn matras mediocre & eſtroict d'emboucheure, y verſant deſſus de l'eſprit de vin rectifié, & le laiſſant en digeſtion, iuſques à ce que la liqueur ſoit bien colorée. Puis il faudra ſeparer par inclination cette liqueur, la filtrer, & la laiſſer euaporer, à ce qu'il en reſte le tiers, & on aura au fonds la teincture vermeille du miel.

Facultez.

Il y en a qui ſe ſeruent de cette teinture en la

phthiſe ou vlcere du poulmon. Ce qui ne ſe doit, ſi le corps eſt bilieux, ſi les humeurs ſont ſubtiles & ſereuſes, & s'il ya fievre. Mais hors ces inconueniens, il eſt conuenable aux affe-ctions du poulmon : mais principalement aux temperamens froids, & ſurtout aux vieillards. La doſe eſt de deux dragmes à demie once en quelque liqueur propre, comme eſt la deco-ction de tuſſilage.

Magiſteres.

Magiſtere du Crane humain.

IL faut prendre du Crane d'vn homme, qui ait eſté deſſeiché aux cuiſans rayons du Soleil, & le limer en parties tres-ſubtiles. De laquelle limeure, on prendra vne once, qu'on mettra dans vne phiole, verſant par deſſus du vinaigre diſtillé, fortifié auec l'eſprit de nitre. Le vaiſſeau eſtant bien bouché auec du papier; on le mettra par l'eſpace d'vne heure ou deux en digeſtiõ à chaleur lente. On verſera en apres la liqueur par inclination, en remettant ſur la reſidence d'autre vinaigre fortifié, & le digerãt de meſme que deſſus. Ce qu'on reïterera tant de fois, que la ſubſtance du crane ſoit preſque toute diſſoulte. Alors il faudra filtrer toutes ces ſolutions, & les mettre dans vn grand vaiſſeau precipitatoire, pour y faire la precipitation comme il s'enſuit. On verſera goutte à goutte dans ces ſolutions de l'huile de tartre faict par defaillance: & on verra incontinent la precipitation de la matiere au bas de la liqueur. Cette precipitation estant faicte, il faut bien remuer cette matiere contenuë au verre, & filtrer la liqueur par le papier gris. Et il y restera vne poudre tres blanche & subtile, qu'on edulcorera auec eau de fontaine, pour la desseicher & garder au besoing.

Facultez.

Cette poudre est propre aux affections & maladies du cerueau, & principalement à l'epilepsie. On le dissoult dans quelque liqueur specifique, comme est l'eau des fleurs de tillet ou la decoction des racines de peone masle, de polypode, & guy de chesne auant le paroxysme, iusques à vn scrupule. Si on s'en veut seruir à precaution, suffira d'vn demy scrupule le matin, en continuant l'vsage durant quelques iours.

Magistere de la corne de Cerf.

IL se prepare de mesme que celuy du crane humain. Il faut sçauoir qu'il y a vn certain temps qu'on tient qu'elle a plus d'efficace, qui est depuis l'Assomption iusques à la Natiuité de Nostre Dame. C'est pourquoy il faudroit donc pour lors la prendre sur l'animal.

Facultez.

Ce Magistere est entierement diaphoretique & cordial. Pour ce il conuient aux venins, à la rougeole & verole des enfans, aux fievres malignes, en euacuant la matiere par les sueurs; aux palpitations de cœur & aux syncopes. La dose est d'vn demy scrupule à vne demie dragme dans eau de chardon benist, vlmaria ou autre semblable.

DES MINERAVX.

SECTION III.

Depuration du Sel.

ON prendra vne liure de sel marin, qu'il faudra mettre dans vn grād vaisseau precipitatoire, versant pardessus deux liures d'eau de fontaine, le laissant dissoudre à chaleur lente durant quelques heures. La digestion faicte, il faut filtrer la liqueur, & la laisser euaporer iusques à siccité dans vne bassine ou dans vn vaisseau de verre. On verra au fonds vn sel blanc comme neige, qu'on gardera au besoing.

Decrepitation du Sel.

Il faut mettre dans vn creuset vne liure de sel marin, lequel on mettra sur les charbons ardens; le creuset estant bien couuert & bouché de son couuercle. Alors on verra vn grand combat & petillement. Il le faut laisser si longuemēt sur le feu, iusques à ce qu'on n'oye plus aucun bruit, qui sera vn signe que la decrepitation sera faicte. Alors il faut retirer le creuset, & garder ce sel pour ses vsages.

L'esprit de Sel.

PRenez vne liure & demie de sel depuré ou decrepité comme dict est; que meslerez bien auec trois liures de briques puluerisées, & mettrez le tout dans vne cornuë bien lutée, auec vn grand recipient, dans lequel on aura mis vne liure d'eau de fontaine. Ayant bien bouché toutes les ioinctures & fissures, il faut distiller à feu ouuert. Premierement durant cinq ou six heures à feu du premier degré. Et apres durant trois ou quatre heures, à feu du second degré. Et en suitte par quatre ou cinq heures, du troisiesme. Et le tenir si longuement sur le feu, iusques à ce que le recipient paroisse remply d'esprits & de nuages. Et alors il faut donner le feu au quatriesme & dernier degré, en continuant la distillation à feu tres-vehement, iusques à ce que le recipient deuienne clair, & vuide de nuages. Alors il faut refrigerer les vaisseaux, & oster doucement le recipient: & on verra l'esprit de sel, meslé auec son phlegme. Il faudra en apres separer par la cucurbite au bain marie ce phlegme d'auec l'huile, à feu du secōd degré. Et il restera au fonds l'huile de sel, d'vne couleur dorée. Si on pousse cét huile à feu du quatriesme degré, il en sortira vne liqueur claire, & transparente, laissant au fonds son corps doré, & quelque peu salé. Cét esprit estant ainsi rectifié, il sera beaucoup plus subtil que l'huile commun de sel. C'est pourquoy il est de parties si subtiles, que si on ne le gardoit en vn verre bien fort, il le consumeroit & romproit aisément.

Facultez.

Cét esprit meslé auec l'huile de terebenthine & l'huile de cire est propre à appaiser les douleurs de la podagre & des articles; en oignant de ce liniment les parties affectées. Ce qui se doit entendre lors que la cause est froide, ou pour le moins à la declination du mal. On s'en sert aussi interieurement pour conforter toutes les parties internes, le dissoluant dans quelque eau conuenable aux parties & aux maladies, ausquelles on s'en veut seruir: la cause estant aussi plustost froide qu'autre.

Depuration du Nitre.

ON dissoudra vne demie liure de nitre dās vne liure d'eau de fontaine à chaleur lente. La dissolution estant faicte, on filtrera la liqueur, & on la fera euaporer iusques à la consomption des deux tiers, & on mettra la residence dans vn verre precipitatoire, qu'on tiendra vne heure ou deux en lieu froid, ou dans vne caue. Et on verra comme de beaux petits rochers, en forme de crystaux. On separera par inclination la liqueur qui surnage, & on la fera encores euaporer, iusques à ce qu'il en reste seulement le tiers; & la tenant aussi en lieu froid, il se formera des crystaux, qu'on tirera du verre, on les seichera, & gardera au besoing.

Pierre de prunelle, ou Cryſtal mineral.

PRenez du nitre depuré vne demie liure, qu'il faut mettre dans vn creuſet de terre non poreuſe, & le plus fort qu'il ſe pourra, cõme ſont les creuſets d'Alemagne. Il le faut laiſſer fondre à chaleur lente. La ſolution eſtant faicte, on iettera dans le creuſet ſix dragmes de tres bon ſoulphre pulueriſé, & on le tiendra encores ſur le feu durant vn quart d'heure. Apres on le tirera du creuſet, comme en forme de rotules.

Facultez.

C'eſt vn des plus vſitez remedes que la Chymie fourniſſe, dont on ſe ſert meſmes aux inflammations & maladies chaudes internes, cõme aux fievres chaudes & malignes, aux fluxiõs chaudes ſur la gorge : diſſoult dans quelque liqueur conuenable, qui peut eſtre la priſane commune dans les fievres. Il prouoque auſſi les vrines. Et eſt fort vſité aux gonorrhees virulentes, diſſoult dans l'eau de cichoree dans le commencement, & à la declination dans l'eau de plantain. La doſe de la liqueur pour toutes ces ſortes de maladies, peut eſtre celle d'vn Iulep ordinaire, c'eſt à dire, de quatre ou cinq onces; & du Cryſtal depuis vn ſcrupule iuſques à vne dragme. On le peut auſſi, eſtant pulueriſé, incorporer auec quelque conſerue propre.

Depuration ou raffinement du Vitriol.

LE vitriol ſe depure de meſme façon que le nitre, ſçauoir par ſolution, filtration & euaporation: & on aura des cryſtaux, non à la verité blancs, mais verdaſtres.

Vitriol vomitif.

PRenez deux onces de vitriol blanc, que diſſoudrez dans vne liure d'eau de fontaine. La diſſolution eſtant faite, on filtrera & laiſſera euaporer la liqueur. On diſſoudra de nouueau cette matiere coagulée dans de l'eau de cichorée, qu'on filtrera & euaporera comme deſſus. Et on aura au fonds vne matiere blanche, qu'on appelle *Vitriol vomitif*.

Facultez.

Dautant que la neceſſité oblige bien ſouuent d'vſer de remedes vomitifs (moins vſitez pour le preſent que du tẽps d'Hippocrate) lors que les humeurs, principalement bilieuſes, y ont de l'inclination: on pourra ſe ſeruir plus ſeurement de ce remede dans les fievres, que des vomitifs d'antimoine, qui ſont plutoſt deſtinez aux maladies longues & rebelles. On luy attribuë la vertu de purger & attirer principalement de la teſte. La doſe eſt de 8. grains iuſques à 14. dans quelque eau conuenable, comme l'eau de fleurs de geneſt.

Calcination du Vitriol.

ON mettra du vitriol Romain dans vn pot de terre plombé, qui ſoit bien fort : apres on le mettra ſur les charbons ardents, pour le diſſoudre, & cuire ; en le remuant pour cét effect auec vne cuillier de bois. On le laiſſera ſi long temps ſur le feu, qu'on n'apperçoiue plus aucune humidité ; ains que la matiere eſtãt bien deſſeichée, paroiſſe blanche. Le pot tiré hors du feu & refroidy, il le faudra rompre, & en oſter le vitriol, le pulueriſer & le garder.

Le phlegme, eſprit & huile cauſtique de Vitriol.

PRenez de ce vitriol ainſi calciné, ſix liures, que mettrez dans vne cornuë de terre bien lutée tout à l'entour. On enfermera cette cornuë dans vn fourneau à feu ouuert, auec le recipient bien ajuſté & luté au col de la cornuë, & les ioinctures bien eſtoupees. Il faut commencer la diſtillation à feu du premier degré durant quinze ou dix-huict heures, iuſques à ce qu'il apparoiſſe de petits nuages dans le recipient. Alors il faut augmenter le feu au ſecõd degré l'eſpace de ſix heures. Et puis donner le feu du troiſieſme douze heures durant. Finalement le quatrieſme & dernier degré, iuſques à ce que l'on n'apperçoiue plus aucuns nuages ou eſprits dãs le recipient. Toute cette diſtillation ſe faict pendant ſeptante deux heures ; c'eſt à dire, l'eſpace d'enuiron trois iours. Alors il faut faire refroidir la cornuë, & oster le recipient, & mettre la liqueur distillée dans vne cucurbite de verre, & en faire nouuelle distillation à feu du second degré, au bain marie. Laquelle on continuera si longuement, que tout le phlegme soit distillé: ce qu'on recognoistra, lors que les gouttes qui distillent commenceröt d'estre acides. Alors on ostera la cucurbite, & on mettra à part dans vn vaisseau de terre le phlegme distillé, pour s'en seruir au besoing. Et on mettra la cucurbite auec la residence dans le sable, & on la rectifiera & separera l'esprit de l'huile caustique de vitriol, qui restoit au fonds de la cucurbite, à feu du second degré. L'indice que tout l'esprit sera distillé, sera quand il ne distillera rien, ou peu. Alors il faudra oster le recipient, & on en tirera l'esprit de vitriol transparent comme crystal pour le garder. La cucurbite estant refroidie, il la faudra aussi oster, & on aura au fonds vne liqueur fort noire, tres-acide, piquante & caustique; qu'on en tirera aussi, pour la garder en vn vase de verre tres-fort.

Sel de Vitriol.

Toutes ces distillations du phlegme, de l'esprit, & de l'huile de Vitriol estans faictes, il faudra oster la cornuë, & en tirer la teste morte qu'on appelle, qui sera de couleur rouge noire, dont on extraira le sel auec de l'eau chaude, ainsi qu'il a esté enseigné és autres sels.

Facultez du phlegme.

Le phlegme, qui est la liqueur qui sort la premiere, est conuenable aux vlceres, & inflammations. On s'en sert aussi en gargarisme és vlceres de la bouche.

Facultez de l'esprit.

Il n'y a maintenant rien de si frequent dans la Medecine que l'esprit de Vitriol, qui s'est rendu recommendable non seulement pour son agreable acidité, mais beaucoup plus pour ses rares vertus dans les fievres ardentes & malignes : desquelles il tẽpere l'ardeur & la pourriture des humeurs, dont elles sont causées, estant dissout dans quelque liqueur conuenable ; à laquelle il sert de vehicule pour l'ayder à penetrer dans les veines. Il est aussi diüretique, & tuë les vers. La dose est de trois gouttes iusques à six.

Il faut pourtant en vser moderément aux corps secs & bilieux, & iamais ensemblement auec l'esprit de nitre ; desquels, quoy qu'on s'en serue separément non seulement sans danger & nuisance, ains auec beaucoup d'allegement en plusieurs occasions ; neantmoins qui ne sçait que l'eau forte se faict de leur meslange ?

Facultez de l'huile.

Cet huile caustique est seulement employé exterieurement. Car on en faict des cauteres potentiels. On le mesle aussi auec les emplastres és vlceres putrides & cancers vlcerez.

Facultez du Sel.

Ce sel a vne faculté vomitiue, qu'il exerce auec beaucoup de perturbation sur l'orifice du ventricule, dont il euacue les humeurs vitieuses, qui y sont contenues, & dans sa capacité; purgeant dessus & dessous, à guise du vitriol vomitif.

Fleurs de Soulphre.

ON mettra vne liure de soulphre puluerisé dans vne cucurbite de terre vernissée, qui ait vn pertuis au milieu, auec vn alembic aueugle: par lequel la sublimation en estant faite, l'on puisse mettre de nouueau soulphre puluerisé cuillier à cuillier. Puis il faudra boucher ce trou auec son couuercle, iusques à ce que tout ce soulphre soit sublimé; reïterant & continuant ainsi, iusques à tant qu'on aye suffisante quantité de fleurs de soulphre. Or pour faire la sublimation, il faut enduire le bas de la cucurbite d'vn lut bien fort, & la mettre au fourneau de sublimation, luy donnant le feu mediocre. Cette sublimation se fait l'espace de quinze ou dixhuict heures: laquelle estant faite, on verra aux parois de l'alembic les fleurs subtiles du soulphre. Lesquelles on detergera auec vne pate de lieure, pour les garder au besoing.

Facultez

Ces fleurs sont conuenables aux indispositions du poulmon, comme à la toux inueterée, & à l'asthme; C'est bien leur plus frequent & plus seur vsage, qui n'est pas à propos dans la phthise, ainsi que l'a bien remarqué le commentateur de Beguin. On s'en peut aussi seruir à prouoquer les sueurs, mesmes au mal venerien, & en vne grande putrefaction d'humeurs, & en la galle. On les peut prendre auec la poulpe d'vne pomme cuitte, dans vn œuf mollet; ou les meslanger auec des conserues & succre en tablettes. La dose est d'vn demy scrupule, iusques à demie dragme. L'vsage n'en est pas trop asseuré aux femmes grosses, crainte qu'elles ne leur prouoquent les mois.

Huile de Soulphre.

On suspendra vne grande & spatieuse campane de verre soubs la cheminée, auec vn fil de fer. Soubs laquelle on mettra vne terrine bien vernissée, ayant vn pertuis au milieu; & dans icelle terrine vn creuset remply de soulphre. On posera cette terrine sur vn trepied, afin que par le moyen des charbons allumez dessous, le soulphre qui est dans le creuset se fonde. Estant fondu, il y faudra mettre le feu auec vn fer ardent: & estant allumé, il faut incontinent suspendre la campane, & la laisser si longuement, que tout le soulphre soit bruslé & consumé. Alors il faudra oster la campane, la renuerser, & la tenir durant cinq ou six heures en quelque lieu frais. Et on aura au fonds du vaisseau vne liqueur acide & fort agreable, que on pourroit mieux appeller, esprit, qu'huile de soulphre, dautant qu'il se faict des purs esprits du soulphre.

Faculte𝔷.

On s'en sert aux mesmes indispositions de la poictrine & du poulmon, où il est besoing d'exsiccation, que des fleurs de soulphre : Et aux fievres, dans quelque liqueur conuenable, pour prouoquer les sueurs. On l'ordonne aussi aux hydropiques, & à ceux qui ont la pierre. La dose est de trois gouttes iusques à six.

De l'Antimoine.

ENcores que l'Antimoine se transforme és metaux, & qu'il aye (cõme disent les Chymistes) vn mercure metallique : dautant qu'il luy manque les deux autres substances, qui constituent les metaux, sçauoir est le sel & le soulphre metalliques, parfaictement digerez auec ledict mercure, & que pour ces considerations de participer de la nature du mineral & du metal, il est appellé *hermaphrodite* : nous le reduirós neãtmoins à la categorie des mineraux. Et traicterons de cette idole des Chymistes ; non en tant qu'il est vn des principaux subiects de la transmutation metallique, apres laquelle la cupidité se tourmẽte si passionnément : ains pource qu'il fournit quantité de medicamens, qu'on entend retentir à tout bout de champ. Et si on s'en rapporte aux Chymistes, ils exaltent tellement l'Antimoine, qu'ils luy donnent des vertus comme incroyables, & balsamiques, auec cét auantage de purifier le corps de toute infection, & que s'il ne trouue rien de contraire

sur

ſur quoy agir, il ne touche, ny n'attaque la ſubſtance du corps. Qui eſt vn des pernicieux paradoxes de Paracelſe, qui dict que les purgatifs operent d'vne ſcience infuſe & ſi iuſtement, qu'ils n'attirent ny plus, ny moins qu'ils ne doiuent. Bref ils attribuent à l'Antimoine pour triomphes ordinaires, la cure certaine de la lepre, de la goutte & de la verole. Au moins on ne ſçauroit douter, qu'eſtant bien preparé & ordõné, on n'en tire de grãdes & remarquables vtilitez Mais il eſt beſoin d'vne grandiſſime dexterité pour l'employ. Car on peut dire, par proportion, des remedes violens (tels que ſont ceux qu'on tire des mineraux & metaux) ce qu'on dict des machines de guerre les plus terribles, que c'eſt plus par le conſeil, que par leur effort qu'ils produiſent leurs plus grands effects. Que les vns & les autres ſont de ſaiſon, lors que les remedes & expediens doux & moderez ne reüſſiſſent pas. Et que leur iuſte & legitime employ deſireroit bien vne cõduite plus ſçauante & iudicieuſe, que n'eſt d'ordinaire celle de ceux ou qui les fabriquent, ou qui les manient & employent, plus ſouuent à tort & à trauers, que bien à propos.

Foye d'Antimoine, communement appellé Crocus metallorum.

PRenez du nitre & de l'Antimoine, de chacun deux onces; que pulueriſerez, meſlerez, & verſerez cuiller à cuiller dans vn mortier de fonte ſur les charbons ardents. Apres la premiere cuillerée, il faudra embraser cette matiere auec vn charbon allumé; laquelle prenant feu aussi tost, il la faudra remuer auec vne verge de fer. La flamme estant comme appaisée, on versera vne autre cuillerée de matiere dans le mortier, qui s'enflammera d'elle-mesme, & on l'agitera comme l'autre, si longuement qu'elle s'embrase tout à faict, & se conuertisse en vne poudre rougeastre, qu'on appelle pour ceste couleur *Saffran*. Alors il faudra retirer le mortier du feu, & puluériser la matiere & l'edulcorer deux ou trois fois auec eau tiede, en la filtrant par le papier gris; puis on en fera seicher la poudre.

Facultez.

Les Chymistes preferent l'vsage du saffran des metaux aux vomitifs communs de semence de refort, ou de racine d asarum: & s'en seruent fort frequemmét en toutes les occasions, où le vomissement est conuenable. Mais il faut que ce soit principalement aux fievres longues & rebelles, comme aux fievres tierces bastardes, & aux quotidiennes. La dose est de huict à quinze grains, selon la force & complexion des malades, infusez dans du vin blanc, ou autre liqueur conuenable, dont il faut seulement prendre l'infusion.

C'est vn puissant argument de l'vtilité de ce medicament, puis que le Dispensaire de Paris imprimé l'an 1638. en a composé son vin emetique, duquel au besoin on faict des coups de maistre. C'est pourquoy on le doit tousjours tenir aussi prest, que Rulandus tenoit son eau si renommée, qu'il appelloit *eau beniste*, qui estoit (ce tient on) composée de cette base, auec le suc de limons. Mais d'autres (plus vray semblablement) la font bien plus composée, comme s'ensuit.

Eau beniste de Rulandus.

PRenez du nitre, sel commun, & antimoine, de chacun deux onces; que pulueriserez & mettrez dans vn creuset bien fort & bien luté, auec son couuercle, troué par le milieu, aussi luté; faisant fondre la matiere contenuë audict creuset à feu ouuert, iusques à ce qu'il ne sorte plus aucune fumee par le trou du couuercle. Alors on continuera le feu fort violent durant demie heure. Le creuset estant tiré du feu, & refroidy, on le brisera, & on aura au fonds vne matiere semblable au regule. Laquelle on nettoyera de ses feces & ordures; & puis on la pilera subtilemẽt au mortier, & on aura vne poudre fort rouge. Dont on mettra vne once dans vne grande phiole, versant dessus quatre liures de bon vin blanc, & vne once d'eau de serpollet. Le vaisseau estant bien bouché, on le mettra en digestion à chaleur lente, iusques à ce que la liqueur en aye parfaictement imbibé la teincture. Ce qu'estant, on separera cette liqueur par inclination, on la filtrera, & gardera au besoing.

Facultez.

Cette teincture est vn peu plus benigne, que

le medicament precedent ; purgeant doucement par haut & bas ; & quelquefois seulement par les selles. On en donne mesmes aux enfans depuis vn demy scrupule iusques à 15. grains. Et on en estend aussi l'vsage à plus de maladies, cõme à l'epilepsie, aux indispositions d'estomach, aux douleurs de teste par sympathie. La dose est d'vne dragme à deux.

L'huile d'Antimoine.

ON prendra vne liure d'Antimoine, & deux onces de sel gemme, qu'on meslera, puluerisera & mettra dans vne cornuë de terre bien lutee, auec vn recipient qui soit ample, les ioinctures bien bouchees, on distillera à feu ouuert. On verra premierement sortir le phlegme, apres vn huile rougeastre Cette distillation paracheuee (ce qui se faict dans moins de vingt-quatre heures) on ostera le recipient, & on versera cette liqueur dans vne cucurbite, & on extraira au bain marie le phlegme de l'huile, qui viendra le premier, clair comme eau, & en suitte vne liqueur rougeastre, qui est l'huile. On gardera à part le phlegme, pour seruir à vne autre distillation, & l'huile aussi à part.

Facultez.

Cét huile n'est vsité qu'exterieurement aux playes & vlceres putrides, qu'il preserue non seulement de pourriture, & les mondifie, mais les guerit aussi.

Antimoine diaphoretique.

PRenez de l'Antimoine crud puluerisé, & du nitre, de chacun deux onces; qu'il faudra mesler, & mettre dans vn creuset, auec son couuercle percé au milieu, les ioinctures bien lutees. Et mettre puis apres le creuset bien desseiché sur les charbons ardents. Où on verra (tout de mesme qu'au saffran des metaux) vn grand combat. Au bout de trois heures, il faudra tirer le creuset hors du feu, & reduire en poudre la matiere contenuë au creuset, & la mesler de nouueau auec autant de nitre: & estant accommodé comme dessus, il sera recuit sur le feu, où il demeurera durant dix huict ou vingt heures, ou si long temps que la matiere contenüe au creuset deuienne fort blanche. Ce qu'estant il la faudra tirer, pulueriser, dulcifier, seicher & garder.

Facultez.

On faict estat de ce remede en beaucoup de maladies, comme à la verole, à la peste, à la podagre, aux fievres, aux obstructiõs, & douleurs de la ratte. Et opere sans violence & lesion des forces, par les sueurs, & par les vrines; & rarement par les selles. Du Renou *au chap.* 8. *liu.* 2. *de la mat. medic.* extolle ces fleurs comme vn tres-excellent sudorific. La dose est de quinze à vingt grains.

Fleurs blanches & rouges d'Antimoine.

ON prendra vn pot de terre, ayant vn trou au milieu, c'est à dire en deuant; sur lequel on mettra vn autre pot, aussi troué par le haut, & encore vn autre pardessus, qui couurira les deux autres, & le trou du pot du milieu. Les ioinctures & fissures estans bien lutées, on les mettra sur les charbons ardents, qu'on arrangera tout à l'entour iusques à la moitié du pot d'embas; dans lequel on mettra par ce pertuis, cuiller à cuiller vne liure d'Antimoine puluerise. Ce qui ne se doit faire tout à coup, ains par degrez, y en mettant seulement d'heure à autre vne cuilleree, tant que ladite liure durera. Et apres chasque cuilleree, il faut incontinent estouper le trou; laissant lesdits pots sur le feu durant vingt quatre heures. Puis les laisser refroidir, & les deluter & separer. On verra à la sommité du pot d'en haut des fleurs blanches, dans celuy du milieu des fleurs iaunastres; lesquelles on detergera subtilement auec vne plume, ou vn pied de lieure.

Facultez.

Ces fleurs ont les mesmes vertus que le *Crocus metallorum*, ou foye d'Antimoine: mais elles operent auec plus de violence, principalement les iaunes, qu'on donne plus libremẽt aux pauures & robustes comme les blanches aux riches & plus delicats. On ne s'en doit seruir qu'aux maladies longues & rebelles, & qui n'ont cedé à aucuns medicamens; telles que pourroient estre beaucoup de celles, où le vulgaire estime qu'il y a de l'enchantement & sorcellerie. Et de faict, vn des plus anciens & fameux Chymistes de ce temps, se vante d'auoir guery de ce remede deux malades de ceste sorte. Le mesme du Renou n'en desapprouue pas aussi autremēt l'vsage, ordonné comme il faut. La dose est de quatre grains iusques à six dans deux onces de vin blanc, ou eau de cichoree.

Du Mercure.

AV parauāt que de proposer quelques vnes des plus vsitees preparations des medicamens que la Chymie tire du Mercure : nous examinerons au preallable trois poincts fort vtiles. Le premier, quel est son temperament. Le second, s'il est veneneux & dangereux. Le troisiesme, si les preparations Chymiques sont les plus conuenables.

Du temperament du Mercure.

APres auoir biē espluché les raisons de part & d'autre touchant le temperament du Mercure, les vns le tenans chaud, auec telle tenuité de substance, que seulement appliqué à la plante des pieds, il monte & s'insinue iusques au cerueau, & par la mesme vertu, excitant le flux de bouche, de ventre & les sueurs : les autres au contraire considerans les symptomes qui suiuent son mauuais ou trop frequent vsage, sçauoir est le tremblement, la paralysie, le vertigo, la surdité ; les referent à sa froideur. Et me trouuant si empesché apres les plus habiles du mestier : i'aurois subiect de souhaitter en ce destroit & perplexité Mercure mesme pour interprete, ou pour guide.

Neantmoins voyant qu'entre ces deux extremitez, il y a vne voye mitoyenne qui paroist bien vray semblable, qui est d'y recognoistre des substances & qualitez mixtes. Car produisant visiblement des effects si contraires de chaleur & de froideur: il les faut imputer à des substances & qualitez opposees. Ce que les operations Chymiques de sublimation & precipitation de ses diuerses substances semblent confirmer. Et Auicenne, lequel le faict tantost froid & humide *liure 2. traicté 1. ch. 47.* & tantost chaud & acre, *fen. 6. liure 4. traicté 1.* semble recognoistre ceste varieté de substances. Car autrement il se contrediroit. Et l'histoire fabuleuse, qui donne à Mercure des ailes aux pieds, & vn égal commerce au ciel & en la terre: insinuë tacitement l'ambiguité de sa composition.

Si le Mercure est dangereux.

SI nous voulons nous en rapporter à l'autorité des anciens Medecins, de Dioscoride, *liure 5. ch. 7.* qui dict que le Mercure beu a vne faculté pernicieuse, dautant qu'il endommage les intestins par sa pesanteur. Et *au 6. liure, ch. 20.* qu'il produit les mesmes symptomes que l'escume d'argent; d'Aëtius *tetrabibl. 4. serm. 1. ch. 79.* qui est de la mesme opinion que Dioscoride; de Galien, lequel, quoy qu'il aduoüe *liure 9. des simples*, qu'il n'en ait iamais faict l'espreuue, il le met neantmoins au rang des venins; d'Auicenne, qui *fen 6. liu. 4. traicté 1. ch. 3.* le met pareillemẽt au nõbre des venins chauds & acres; & de quelques modernes, entr'autres de Fernel dans le Traicté de la verole inseré dans ses Oeuures, où il le descrit par quelques exemples de pernicieux effects & deplorables symptomes de certains verolez, qu'il impute au traictement & vsage dudit Mercure.

Mais le temps & l'experience, qui donnent le credit ou le rebut aux medicamens, ont faict recognoistre qu'il n'est pas si dangereux, qu'on n'en puisse tirer de tres-grandes vtilitez en certaines maladies, ausquelles il est si conuenable, qu'il passe pour remede singulier & specifique. Ce qui se doit entendre non seulement de celuy que les Chymistes preparent en quelques manieres plus approuuees : mais mesmes du crud. Duquel les plus celebres Medecins modernes, comme Brassauolus, Amatus Lusit. & Matthiole ont vsé aussi hardiment, qu'heureusement.

Car Brassauolus, docte & sçauant Practicien, *en son liure de l'examen des simples*, dict qu'il en a donné aux enfans trauaillez des vers iusques à vn scrupule. Amatus Lusitanus (que les grandes & nombreuses cures qu'il a faict par l'Europe en rendent plus croyable) *en ses Commentaires sur Dioscoride*, appelle ceux là ignorans en la pratique, qui vituperent le Mercure : & dit que les Medecins d'Espagne l'ordonnent comme vn excellent antidote aux enfans ensorcelez & tourmentez des vers.

Quant à Matthiole, duquel vn chacun est informé de la doctrine, ne recognoist point d'autre nuisance au Mercure, que celle de sa pesanteur : laquelle neantmoins, auec sa substance fluide, le faict promptement sortir par les selles, sans sejourner dans le ventricule, ny dans les intestins, si on seconde sa sortie par le mouuement du corps en se pourmenant. Ce bel Epigramme d'Ausone, qui commence par *Toxica* iustifie de ceste faculté dejectiue. Mathiole dit, qu'au pays de Gorits en Esclauonie on en donne pour dernier remede aux difficiles accouchemens iusques à vn scrupule. Et qu'aucuns en donnent aux petits enfans pour tuer leurs vers, la quantité de deux grains de mil sans qu'il en arriue d'inconuenient.

Mais pour ne nous point tenir aux seules autoritez des Medecins estrangers, les plus habiles de nostre nation, qui nous doiuent donner plus d'asseurance, tant s'en faut qu'ils en ayent redouté l'vsage, qu'ils le tiennent vn des antidotes du mal venerien.

Rondelet, au chap. dernier du Liure qu'il a intitulé, *Du mal Italien*; dict des merueilles du Mercure, déchiffrant les proprietez qu'il a pour ce mal, de quelque façon qu'il soit administré.

Du Laurens *au ch. 14. du liure sur ce subiect*, dict qu'il faut de necessité recourir aux remedes mercuriels, lors que les antidotes sudorifiques n'ont peu guerir le mal.

Les autoritez que nous produisons en leur lieu, tant du Dispensaire de Paris, que de celuy de Monsieur Du Renou, iuge tres capable & competent, puis qu'il a traicté si dignement & pertinemment de toute la matiere medicinale tant simple, que composée, en faueur du Mercure en qualité de medicament interne, doiuent preualoir à toute autre preuue.

Si les preparations Chymiques sont les plus conuenables.

IE ne decideray pas ceste question par la prerogatiue que les Chymistes dõnent generalement à toutes leurs preparatiõs à la preference des communes : mais par l'examen de la raison, & de l'experience.

Comme il estoit difficile de cheuir de ce Protee, lequel bien souuent au lieu d'vn effect esperé, en faisoit voir vn autre, quelque circonspection qu'on y pust apporter : comme au lieu de l'euacuation par embas, prouoquoit celle du flux de bouche ou les sueurs, ou au contraire, quelquefois vne seule, d'autresfois plusieurs ensemble : ceste diuersité prouenant de celle de ses diuerses substances confuses en vn mesme subiect, agissans selon la disposition des subiects qu'elles rencontroient : Il semble qu'estãs separees par les preparatiõs Chymiques, on les peut reduire à vne plus certaine destination. Cõme si on le veut rendre vray purgatif, c'est à dire euacuãt les humeurs ou par vomissement, ou par les selles ; il luy faudra conseruer telle vertu autant qu'il se pourra en la bridant ou augmentant par l'addition de quelque autre, ou lors de la preparation, ainsi qu'il se faict en la poudre emetique par la cõjonction de l'Antimoine ; ou apres estre preparé, & lors de l'vsage, comme au Mercure doux, en le meslangeant auec quelque purgatif, comme il sera remarqué en son lieu. Pour la vertu diaphoretique, elle est presque inseparable du Mercure, si elle n'est corrigee & bridee.

Ces raisons sont d'autant plus vray semblables, que l'experience les a confirmees, puis qu'on ne sert plus gueres du Mercure, que preparé à la Chymique. Car il arriue d'ordinaire és choses qui consistent en experience, que les dernieres sont les plus accomplies. Ce qui a lieu és medicamens, dont le reiteré & continuel vsage dõne vne plus intime & certaine cognoissançe: & qu'il y a de l'apparençe de croire, que cõme on a premierement douté des facultez du Mercure, principalement en qualité de remede interne: apres qu'on s'est rendu plus hardy à s'en seruir, & pour la cure d'vn mal qui eludoit & se moquoit de toutes sortes de remedes; qu'on s'est encor' apres entierement aguerry à son vsage: il semble que l'artificieuse preparation Chymique, qui a esté, ie ne diray pas inuentee, mais grandement practiquee depuis, ne releue l'efficace de ce medicament.

Beurre d'Antimoine & de Mercure.

PRenez du Mercure sublimé, & de l'Antimoine crud, ou du Regule d'Antimoine (qui sera meilleur) de chacun demie liure. Que pulueriserez, meslerez, & mettrez dans vne cornüe de verre auec son recipient bien ajusté (Ou bien au lieu d'vn recipient, prenez encores vne autre cornüe de verre, pour ne point changer de vaisseau pour la rectification de ceste liqueur. On distillera au sable à feu du premier degré, l'espace d'enuiron trois heures, iusques à ce que la liqueur commence à filer. Et venant à d stiller, on augmentera le feu au second degré. Lequel on entretiendra, iusques à tant que la matiere ne paroisse plus liquide au col de la cornuë, ains coagulée à guise de beurre. Alors on donnera le feu au troisiesme degré. Et auec des charbons ardents, qu'on tiendra auec des pincettes, & qu'on approchera de la cornuë, on dissoudra cette liqueur coagulée. Autremét elle causeroit obstruction au col de ladite cornuë, & par consequent la feroit rompre. N'y ayant plus rien de coagulé, il faut pousser le feu au quatriesme degré. Et pour lors il se sublimera vne matiere vermeille, qu'on nomme *cinnabre*, auec le Mercure courant, parfaictement purifié. La sublimation du cinnabre & du Mercure vif estant faicte, il faudra cesser la distillation. Partant le vaisseau estant refroidy, on remettra le recipient ou la cornuë dans le sable, & on rectifiera le plus pur de cette matiere, d'auec le reste, & il distillera à feu du second degré, comme du beurre blanc & clair. Et lors qu'il commencera de distiller des gouttes rougeastres, on ostera aussi tost le recipient, & on vuidera ce qui sera dedans. Apres on donnera le feu du quatriesme degré au cinnabre & au Mercure courant. Et on verra au fonds du recipient le Mercure vif courant, pur & luisant comme de l'argent, & au col de la cornuë vn cinnabre tres vermeil du Mercure & de l'Antimoine. Lequel on detergera auec vne plume, comme aussi le Mercure courant, contenu au fonds du recipient, pour les garder separément.

Preparation du Mercure de vie.

ON diuisera la liqueur (que nous auons dict estre semblable à du beurre) qu'on auoit reseruee, en deux parties egales. L'vne, on la mettra dans vn verre precipitatoire; versant de haut par dessus de l'eau de fontaine, qu'elle surnage de trois doigts: & on verra aussi tost toute la liqueur acquerir vne couleur de laict; la laissant durant vn quart d'heure doucement rasseoir. Et apres on aura au fonds vn precipité tres blanc. Lequel on meslera derechef, en l'agitant auec son eau qui surnage, & puis on le filtrera. Et il restera dans le filtre vne matiere tres-blanche; qu'on edulcorera deux ou trois fois auec eau tiede, pour luy oster sa corrosion, & puis on la seichera; pour en faire d'excellens vomitoires, purgeans en fort petite dose. Quãt à la liqueur qui a esté coulée par le filtre, qu'on appelle *eau acide* ou *acceteuse*; on la gardera à part pour ses vsages.

Du Bezoard mineral.

DE l'autre partie on en preparera le Bezoard mineral, en la maniere suiuante. On mettra ce beurre dans vn grand verre precipitatoire, versant par dessus goutte à goutte de l'esprit de nitre: ce qu'estant on verra aussi tost vne forte ebullition & vehemente chaleur au vaisseau. On versera de cét esprit de nitre si longuement qu'on verra ce combat & ebullition dans la liqueur. Laquelle on laissera derechef rasseoir comme deuãt, l'espace d'vn quart d'heure. Apres on l'agitera, on la filtrera, edulcorera & desseichera. Estant desseichee, on la mettra dans vn creuset bien fort, en luy donnant le feu fort violent vne heure durãt. Apres, le creuset estant refroidy, on puluerisera cette matiere dans vn mortier de marbre, versant par dessus de l'esprit de vin biẽ espuré de son phlegme, à la hauteur d'vn trauers de doigt. Alors il faudra embraser cét esprit, & cependant remuer continuellement au fonds du mortier, auec vne spatule de bois, la matiere, iusques à ce que tout l'esprit soit bruslé & consumé, & qu'on y voye vne poudre tres-seiche, qu'on gardera dans vn vase de verre.

Facultez du Mercure de Vie.

Il n'y a rien de si frequent pour le iourd'huy, que cette poudre emetique, qu'on espreuue iournellemẽt estre le plus noble de tous les medicamens purgatifs, qui se tirent de l'Antimoine & du Mercure; qu'on ne faict point de scrupule de donner mesmes aux enfans, aux personnes foibles & delicates, & aux fievres continuës pour purger les humeurs contenuës au ventricule & parties adiacentes. Les Chymistes s'en seruent fort souuent aux palles couleurs, & en la verole: & luy attribuent vne souueraine vertu, outre l'euacuation des humeurs putrides & virulentes, de purifier l'humeur radicale. On s'en peut aussi seruir és maladies longues & deplorees, & principalement en celles où il y a soupçon de virus ou leuain verolique, comme il arriue fort souuent, & là où on ne pense pas. Elle purge principalement par le vomissement, d'où elle a pris le nom d'*emetique*; & par les selles. Sa dose est de deux grains iusques à quatre, dans quelque conserue, ou extraict conuenable.

Facultez de l'eau acide.

On s'en sert interieurement aux iuleps, & a la vertu de corroborer, consumer les humiditez, & d'appaiser la soif. Mais il vaut mieux n'en vser que par dehors, estant propre à mondifier les playes & vlceres.

Facultez du Bezoard mineral.

Il ne produict son operation ny par le vomissement, ny par les selles, ains par les vrines, & par les sueurs, attenuant & resoluant les humeurs De là vient qu'il est excellent aux maladies & fievres malignes & pestilentes, & en la verole, & est mis au rang des remedes alexiteres; c'est pourquoy on l'a nommé *Bezoard*, pour approcher ou égaler en vertu le vray Bezoard. Encores que les Chymistes plus accorts l'ayent long temps desguisé sous l'appellation énigmatique, *d'escume des deux dragons*, à cause du combat & sedition qui suruenoit apres l'affusion de l'esprit de nitre. La dose est de six grains à douze, dans vn vehicule conuenable, comme vin, eau de chardon benist, de canelle, ou theriacale.

Facultez.

Facultez du Mercure courant.

On fait aussi estat du Mercure courant pour preseruatif en temps de peste, si on le porte pendu sur la region du cœur, enfermé dans la coque vuide d'vne auellaine, en seellant l'ouuerture auec de la cire d'Espagne.

Facultez du Cinnabre.

On ne s'en sert qu'exterieurement aux vlceres chancreux procedans de la verole, auec l'emplastre de Vigo.

Mercure doux.

PRenez du Mercure crud six onces, du Mercure sublimé huict onces. Broyez les exactement dans vn mortier de marbre, ou de bois & non de metal (car le Mercure ne veut point de metal) iusques à ce qu'il n'apparoisse plus de Mercure crud. Mettant le tout dans vne cucurbite à long col, ou dans vne phiole mediocre, l'emplissant vn peu plus que le tiers; la sublimation s'en fera au sable ou cendres durãt dix ou douze heures. Apres laquelle le vaisseau estant refroidy, on le cassera, & on separera toutes les diuerses substances qui s'y remarquent visiblement; la suye (qui est la partie la plus volatile & veneneuse) qu'on pourra garder pour meslanger auec les remedes topiques; les feces & le Mercure crud, qu'il faut iettter là, & ne reseruer que la partie crystalline qui se retrouue au milieu du matras: laquelle si elle n'est assez dulcifiee (ce qui se recognoistra si appliquee sur quelque vlcere sordide, elle faict eschare) on reïterera encore vne & deux fois la mesme operation, y adioustant encore du Mercure crud en la seconde & non en la troisiesme. Ce qui luy diminuë sa vertu purgatiue, le rendant aussi plus diaphoretique.

Facultez.

Si la Faculté de Medecine de Paris, entre les remedes Chymiques tirez du Mercure, a faict choix de cestuy-cy, l'ayant inseré dans son Dispensaire: ie ne dois plus estre si scrupuleux de l'exclurre en cette edition (comme i'auois faict en la premiere) du rang des autres preparatiõs, qui ont pour base ou pour adioinct le Mercure. Du Renou aussi *ch. 21. liure 2. de son Antidotaire*, ne le desapprouue point estant bien preparé. Outre que les experiences & les succés de son vsage (qui sont la vraye pierre de touche) m'en ont rendu plus certain.

On s'en sert entre autres en la maladie venerienne, ou tout seul, le corps estant bien preparé, & nettoyé de ses plus grosses humeurs de 20. à 30. grains, dans quelque conserue, comme celle de roses. Et lors si outre les deiections il vient à prouoquer le flux de bouche, cela n'est point trop à craindre, estant conuenable à ce mal. Ou on le meslange auec quelque extraict ou pilules purgatiues, qui accelerent son operation vn peu tardiue par les selles, & retiênent celle du flux de bouche. La proportion du meslange doit estre enuiron de parties égales; cõme par exemple de 12. ou 15. grains auec demie dragme de pilules cochees, ou vn ſcrupule de Panchymagogue.

Il faut eſtre vn peu diſcret & retenu à le donner aux bilieux, & aux corps extenuez; les replets & pituiteux en pouuans vſer plus librement.

S'il arriue que les humeurs bilieuſes paſſans par le goſier, apres le vomiſſement, y laiſſent ou douleur, ou ardeur: on l'appaiſera par vn gargariſme auec la ſeule decoction d'horge, raiſins cuits & roſes de Prouins.

Turbith mineral.

ON diſſoudra vne once de Mercure crud dans deux onces d'eau forte. La diſſolution faicte, on en vuidera par inclination la liqueur dans vn petit matras, & on l'euaporera à ſiccité au ſable, à feu du premier degré. L'exſiccation eſtant faicte, on dõnera le feu au troiſieſme degré, ſi longuement qu'on apperçoiue au fonds du matras vne matiere fixe, vermeille comme cinnabre: & à la ſommité vne matiere volatile de couleur jaune. On retirera alors le matras, & on le rompra, & on ſeparera la matiere plus fixe qui ſera au fonds du matras, de l'autre moins fixe: & on gardera celle qui ſera plus vermeille pour l'vſage de la Medecine: & l'autre moins fixe qui eſtoit au deſſus, pourra eſtre derechef ſublimée & meſlee auec la poudre ou maſſe pour la ſublimation du Mercure. Quant à cette poudre vermeille, il la faudra enflammer dans vn mortier de marbre, verſant pardeſſus de l'eſprit de vin, qu'il ſurnage tant soit peu, & le remuer auec vn baston, iusques à ce que l'humidité dudit esprit soit toute consumée Alors il faudra tirer & garder cette poudre dans vn verre.

Or l'on recognoistra si la preparation de ce precipité de Mercure, ou turbith mineral est bien faicte, si on frotte vn escu ou autre piece d'or de la poudre, & qu'il ne blanchisse pas.

Facultez.

Il est propre aux fievres tierces bastardes & quartes, à la verole, & à la galle, & aux maladies, où il y a grande corruption d'humeurs. La dose est de trois grains iusques à cinq, incorporé auec quelque extraict purgatif Il exerce son operation par les selles, vomissemens, & quelquefois par les sueurs & vrines. On s'en sert aussi exterieurement aux vlceres putrides & chancreux.

Du Mercure precipité blanc.

On dissoudra vne once de Mercure comme dessus, dans deux onces d'eau forte. Et apres la dissolution, on separera par inclination la liqueur, & on la precipitera auec de l'eau salée dans vn vaisseau precipitatoire; & aussi tost il se precipitera au fonds du vase vne poudre blãche. La precipitation faicte, on agitera la matiere, qu'on filtrera, & edulcorera, pour la garder au besoing.

Facultez.

Ce precipité blanc n'opere pas auec telle vehemence, comme le precipité rouge. Et conuient principalement à la verole, soit comme remede interne, soit comme externe. Il y en a qui s'en seruent aussi aux fards, à cause de la grande force qu'il a de blanchir. La dose est depuis quatre grains iusques à sept, incorporé auec quelque masse de pilules ou extraict purgatif, afin d'accelerer son operation.

CONCLVSION.

AVant que de finir ce traicté, ie veux encores gratifier le Lecteur, proposant quelques considerations generales, fort importantes, pour l'vsage du Mercure, de quelque façon qu'il soit preparé.

Premierement que la forme la plus conuenable de le donner, est la solide, comme en pilules (l'incorporant auec la terebenthine, ou auec l'extraict de colocynthe:) de peur qu'arrestant trop au palais, il n'excite le flux de bouche, & inflammation de gorge, par l'attraction qu'il faict, d'vne particuliere proprieté, des humeurs plus subtiles & tenuës, au palais

2. Il ne faut differer le boüillon plus de deux heures; & manger demie heure apres le boüillon, afin qu'il ne sejourne trop longuement dans l'estomach.

3. En incorporant le Mercure, il est bon d'y adjouster vne ou deux gouttes d'huile de soulphre: pource qu'il modere sa malignité, & rend ses esprits volatiles, qui donnent aux parties

superieures, fixes; & corrige les symptomes qui l'accompagnent.

4. Ie dis derechef, qu'on ne le doit donner si librement aux bilieux. Dautant qu'en faisant vne immoderee attraction de leurs humiditez tant sereuses qu'autres, qui sõt le frein de la bile, cela leur peut prejudicier & irriter leur complexion.

Des Coraux.

La teincture de Coraux.

PRenez demie once de Corail rouge puluerisé, que mettrez dans vne phiole estroitte d'emboucheure, versant pardessus de l'esprit de bois de chesne distillé, vne once; soit faicte digestion vn iour & vne nuict, ou si longuemẽt, que la liqueur deuienne parfaictement teincte. Et lors on vuidera cette teincture par inclination, & par le moyen d'vn petit vase precipitatoire on fera l'euaporation à siccité au sable, à feu du premier degré. Ce qu'estant, on verra au fonds vne matiere vermeille en forme de coraux. On puluerisera cette matiere, & on la remettra dans vne phiole estroite d'emboucheure, versant pardessus de l'esprit de vin rectifié, qu'il surnage d'vn bon trauers de doigt. Et on en fera encores digestion à chaleur lente, si longuement, que cét esprit soit entierement teinct. Lors on le separera par inclination, reuersant sur la residence d'autre esprit de vin, reïterant les digestions & faisant les separations tant de fois qu'on apperceura de la teincture en la liqueur. Alors il faudra filtrer toutes ces liqueurs & les distiller dans vne cucurbite au bain marie à feu du second degré, qu'il en reste le tiers. Cét esprit distillé sera gardé pour vue autre operation. Quant à ce qui reste au fonds de la cucurbite, il le faut garder à part dans vn verre bien clos, estroict d'emboucheure. Et on aura vne liqueur fort vermeille, preparée sans corrosion.

Facultez.

Cette liqueur a la vertu d'arrester toutes les euaçuations immoderees, comme la trop grande profusion des mois & autres hemorrhagies; & des flux de ventre & vomissemens, dans quelque liqueur conuenable, comme pourroit estre l'eau de plantain. Elle conforte & corrobore l'estomach & le cœur, par vne grande sympathie qu'elle a auec nostre chaleur naturelle; & purifie le sang, & pour ce elle est conuenable à la lepre. La dose est de six gouttes iusques à douze dans quelques liqueurs conuenables, boüillons, eaux distillees appropriees au mal, & aussi dans des œufs mollets.

Magistere de Corail sans corrosion.

IL faut mettre demie once de Corail rouge bien puluerisé dans vne phiole versant pardessus de tres-bon vinaigre distillé, qu'il surnage de trois doigts. Et le laisser en digestion à chaleur lente durant quatre ou cinq heures. La digestion faicte, il faut separer la liqueur par inclination, & la filtrer. On mettra la moitié de cette liqueur dans vn grand vase precipitatoire, versant pardessus, goutte à goutte, de l'huile caustic de Vitriol, autant qu'il en faudra : & on verra incontinent au fonds du vase vn precipité fort blanc. Cette precipitation estant faicte, on agitera la liqueur auec le precipité, on la filtrera, & on la desseichera à chaleur fort lente. Et on aura vn magistere tres-subtil, qui se dissoudra aisement dans quelque liqueur que ce soit.

Le sel de Corail.

ON euaporera à siccité l'autre partie du Corail, dissous dans vn petit vaisseau precipitatoire, au sable à feu du second degré : & on aura au fonds vn sel qui n'a rien de doux, ains est acre comme les autres sels. Lequel on gardera dans quelque vase de verre bien bouché, autrement il se fondroit aisément.

Facultez.

Le magistere est plus vsité pour prendre interieurement, que le sel, & mesmes dans les fievres, pour estre de parties subtiles & tenuës, doux & nullement corrosif. Il a la vertu de conforter & corroborer, & de prouoquer aucunement les sueurs.

Quant au sel, il est fort propre aux vlceres, qu'il preserue de pourriture.

DES METAVX.

SECTION IV.

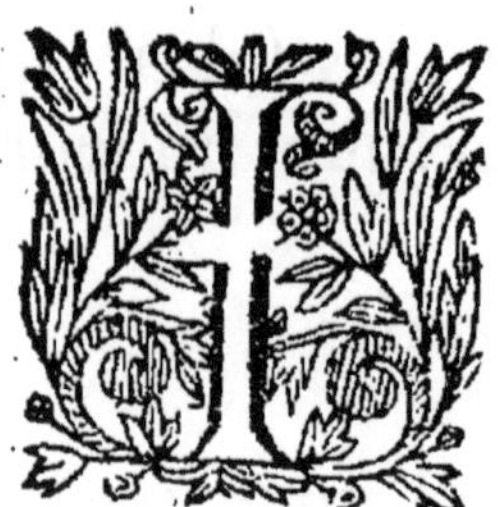

L n'y a pas moyen de laisser passer ceste propre & derniere occasion, sans dire vn petit mot des metaux. Il faut auoüer que leur vsage est du tout necessaire dãs la Medecine, quelque nombre qu'il y ait d'autres medicamens. S'il n'y a maintenant aucun remede si frequent és longues maladies, que les eaux minerales, qui sont la pluspart impregnees d'esprits metalliques : quel scrupule fera-on d'imiter la nature en la preparation & mixtion de ces substances metalliques? Les Anciens (dont on affecte de citer les exemples, pour eluder les nouuelles inuentions) se seruoient de l'acier, de l'érain bruslé, de l'escaille d'érain, & autres semblables pour remedes internes & purgatifs, auec peu ou point de preparation. Sera-il donc maintenant possible, ie ne diray pas de blasmer, mais de ne pas extoller l'art, qui nous fournit des medicamens despoüillez de leurs qualitez malignes, à la reserue de celles qui sont necessaires pour leur operation? C'est estre trop delicat, ou timide, ou ignorant, que d'en redouter l'vsage. Toute la retenuë & le secret gist en la dexterité de l'employ. Ce n'est pas la seule qualité metallique qui en doit faire condamner l'vsage, puis qu'il y a des vegetaux plus dãgereux, dont on se sert mesmes vtilemẽt. Tout ce qu'on peut alleguer contre, c'est de dire qu'ils sont ennemis de la nature. Mais sans m'engager en la decision de ce probleme, estant obligé d'escrire Chymiquement, c'est à dire succinctement & sans superfluité : ie diray en passant, qu'il peut partir des metaux non seulement des vertus purgatiues & grandement puissantes pour esmouuoir la nature desquelles on se peut seruir à bien ; mais aussi des facultez alteratiues & corroboratiues, encore qu'ils ne se conuertissent pas en nostre substance. Car il suffit qu'ils soient aydez de nostre chaleur naturelle, qui fauorise leur penetration pour la production de leurs effects, par la seule diffusion de leur qualité à guise de lumiere.

Du plomb, ou Saturne.

Calcination de Saturne.

ON mettra vne demie liure de plomb dãs vn pot de terre vernissé, couché de costé sur les charbons ardents. La dissolution estant faicte, on le remuera si long temps auec vne spatule de fer, qu'il ne paroisse plus fluide, ains soit conuerty en vne poudre comme iaunastre. Alors il faudra encores continuer à le remuer durant deux ou trois heures ; & on aura vne poudre rouge comme vermillon. Ayant acquis cette couleur, on ostera cette poudre, qui s'appelle *Chaux de Saturne*, qu'il faut garder pour ses vsages.

Succre de Saturne.

IL faut prendre quatre onces de cette poudre ou chaux de Saturne, & la mettre dans vn vaisseau precipitatoire mediocre, versant pardessus du vinaigre distillé, qu'il surnage de trois doigts ; on fera digestion à chaleur lente l'espace de quatre ou cinq heures, ou si longuement que le vinaigre soit rendu doux Alors il faudra separer la liqueur par inclination, & la garder. On reuersera d'autre vinaigre distillé sur la residence, pour en faire vne nouuelle digestion, & ainsi continuer si longuement, que la liqueur participera de quelque douceur. Cela cessant, il faudra filtrer toutes ces liqueurs, & les partager en deux. L'vne des parties sera mise dans vn petit vaisseau precipitatoire mediocre, & sera euaporée iusques à siccité au sable, à feu du second degré. Apres on dissoudra derechef la residence desseichée; puis on la filtrera, & euaporera, reïterant le tout iusques à trois, quatre, cinq, & six fois : & en fin on aura le succre ou sel de Saturne, fort blanc & doux comme du vray succre.

Facultez.

C'est vn des plus excellens remedes que la Chymie nous fournisse. On s'en sert tant interieurement, qu'exterieurement. Interieurement (ce qu'on ne doit neantmoins faire sans grande necessité) aux grandes inflammations, dissous de deux à trois grains dans quelque eau conuenable, comme de plantain ou de roses. Quelquesvns l'ordonnent aussi dans les gonorrhées virulentes. Quant est de son vsage externe, il est souuerain en toutes inflammations, & aux fistules & vlceres malins : aux pustules & taches du visage, meslé auec huile de tartre faict par defaillance, si on en frotte lesdites pustules & taches. Si on s'en veut seruir pour moderer & esteindre l'ardeur venerienne, ce doit plustost estre en liniment, auec quelque huile refrigerant, comme de neuuphar ; à la region des reins.

Magistere de Saturne.

L'Autre partie de la liqueur douce de Saturne sera mise dans vn vaisseau precipitatoire, versant par dessus goutte à goutte de l'huile de tartre faict par defaillance, autant qu'il suffira : & on verra au fonds du vaisseau vne matiere blanche tirant sur le laict. Alors il la faudra laisser rasseoir, sans la remuer, par l'espace d'vne demie heure: & il restera au fonds vne masse tres-blanche de Saturne, sur laquelle nagera la liqueur de tartre auec son vinaigre; laquelle on separera par inclination. Et on dissoudra la residence dans de l'eau commune; on l'agitera, filtrera, edulcorera, & seichera à chaleur lente, pour la resserrer dans vn vase de verre.

Facultez.

On luy attribue les mesmes vertus qu'au sucre de Saturne, tant pour les vsages internes, qu'externes. La dose est autre que du succre, sçauoir d'vn demy scrupule, à vn scrupule, auec quelque eau conuenable, aux grandes inflammations internes, & excessiues ardeurs de Venus. On le mesle auec les remedes topiques, (comme linimens, & emplastres propres) aux inflammations, tumeurs, escroüelles. Quelques vns s'en seruent pour cosmetique ou fard, incorporé auec de la pommade.

Huile de Saturne.

SI on estend le succre de Saturne preparé cõme dessus, pulverisé sur vne plaque ou lamine de verre, & qu'on la mette en vne caue, pour estre dissous (comme l'huile de tartre :) il se resoult en peu de temps en huile.

Facultez.

Il n'est en vsage que par le dehors, & est singulier en liniment aux inflammations, erysipeles, vlceres, fistules : dont il tempere la chaleur, & adoucit la douleur. Il mõdifie aussi les playes & vlceres.

Du Mars, ou du fer, ou acier.

Crocus ou saffran de Mars adstringent.

OVtre les preparations que Beguin donne du saffran de Mars adstringent, les suiuantes ne sont à mespriser.

La premiere sera, en mettant des verges ou

petites barres d'acier au fourneau, à feu de reuerbere, afin que la flamme attenuant la surface de l'acier, elle produise comme vne espece de saffran tres-vermeil; ce qui se pourra faire par l'espace de douze heures. Ayãt osté les verges du feu, & estãs refroidies, on secouëra auec vn pied de lievre la poudre qui y est adherente. Et ainsi continuer de les remettre sur le feu, iusques à ce qu'on aye autant de saffran qu'on desire.

La seconde methode est de prendre demie liure de limaille d'acier mondée & lauée, l'estendre dans vn vaisseau bien ample sur vne tuile ou lame de fer, & la mettre au feu de reuerbere l'espace de quarante-huict heures. Estant ostée du feu, il y faut adiouster enuiron dix ou douze pintes d'eau de fontaine, & laisser le tout en digestion vn iour entier. Et apres cela, il le faudra viuement agiter & remuer, & ayant separé par inclination l'eau trouble, on le laissera rasseoir durant six ou sept heures. Alors on passera l'eau claire & nette par le filtre, & on aura au fonds du vaisseau vn saffran de Mars tres subtil, & despoüillé de toute faculté aperitiue.

Facultez.

C'est vn excellent corroboratif aux maladies, où la faculté retētrice est debilitée & relaschée, comme celle de l'estomach en la lienterie, des intestins en la diarrhée, & dysenterie; du foye au flux hepatique; & aux autres euacuations immoderées, des mois, fleurs blanches, hemorrhoïdes. On n'en doit vser qu'apres les remedes vniuerſels. La doſe eſt d'vn demy ſcrupule à vn ſcrupule, dans quelque liqueur appropriée au mal & à la partie, ou bien auec la conſerue de roſes.

Saffran de Mars aperitif.

ON prendra de l'acier ardent & enflammé au feu de reuerbere ou de fuſion, iuſques à eſtre blanc: auquel on frottera vn magdaleon de ſoulphre au deſſus d'vn vaiſſeau plein d'eau: & on verra l'acier ſe fondre auſſi toſt, & tomber auec le ſoulphre dans l'eau en forme de petits globes, leſquels ſont ſi friables, qu'ils ſe peuuent pulueriſer entre les doigts.

Apres on reduira par trituration ces petits globes en vne poudre ſubtile; adiouſtant vne égale portion de ſoulphre puluériſé & tamiſé, meſlant le tout exactement, & l'eſtendant ſur vne lame de fer, ou dans vn pot de terre. Mettez-le au feu de reuerbere vingt quatre heures durãt, & à la fin on verra l'acier reduit en poudre violette, qu'il faudra derechef puluerifer ſubtilement, & verſer par deſſus de l'eau de fontaine à la hauteur de cinq ou ſix doigts. On agitera le tout, & on verſera l'eau trouble dans quelque vaiſſeau net, & la lairra on raſſoir pẽdant quelques heures. Alors il faudra ſeparer par la languette l'eau claire & nette, & la reuerſer ſur les premieres feces, qu'il faudra remuer, comme deſſus. Reïterant cela ſi lõguement que l'eau trouble, verſée par pluſieurs fois, & derechef ſeparée, aura laiſſé vne ſuffiſante quantité de saffran tres subtil & impalpable. Finalement pour la derniere fois faites euaporer l'eau trouble, & il restera le saffran de Mars aperitif, preparé comme il faut, auec son esprit vitriolé, qu'il s'est conserué apres la calcination reïterée, & les frequentes ablutions & euaporatiõs.

Facultez.

Cette preparation a quelque chose de plus exquis que la commune, & rend ce remede plus propre aux intentions pour lesquelles on l'ordonne, sçauoir aux grandes & rebelles obstructions du mesentere, du foye, de la ratte, qui causent les palles couleurs; des veines de la matrice, dont arriue la suppressiõ des mois. La dose est d'vn demy scrupule dans quelque liqueur conuenable, ou meslé auec quelque opiate, cõserue ou tablette; gardant les circonstances (auant son vsage) des remedes generaux, & le cõtinuant longuement selon la grandeur du mal, qui peut obliger d'en vser quelquefois iusques à deux ou trois sepmaines sans interruption, se pourmenant apres l'auoir pris par l'espace d'vne heure ou deux, & beuuant par dessus quelques cuillerées de quelque liqueur aperitiue, en cas qu'on le prist en forme solide.

Du Cuiure, ou Venus.

Calcination de Venus.

ON mettra dans vn creuset, couuert de son couuercle troüé au milieu, des lamines de cuiure, mettant entre chacune d'icelles vne suffisante quātité de soulphre puluerisé, ce que les Chymistes appellent *transfier*. On luy donnera vn feu circulatoire, l'augmentant peu à peu, iusques à ce qu'on ne voye plus sortir aucune fumée sulphurée par le trou du couuercle. Alors le vaisseau estant refroidy, on ostera le couuercle, & le cuiure calciné, du creuset, pour le pulueriser au mortier. On en meslera la poudre auec de nouueau soulphre, qu'on mettra dans vn pot de terre vernissé couché sur le costé, & mis sur les charbons ardents, pour le calciner de rechef, iusques à ce qu'il deuienne rouge, comme le colcothar de vitriol: laquelle poudre se nomme *chaux de Venus*, qu'il faut garder pour d'autres vsages.

Vitriol de Venus.

Il faut prendre de la chaux de Venus deux onces; qu'on mettra dans vne phiole, versant pardessus de l'eau de fontaine qu'elle surnage de trois doigts, & la laisser en digestion, iusques à ce que la liqueur soit aucunement teincte de couleur bleuë, & d'vne saueur vitriolee. Alors on filtrera l'eau, & on la fera euaporer, iusques à ce qu'il s'y face vne peau. Il faudra mettre la residence en quelque lieu froid durant vingt-quatre heures. Et on verra au fonds du vaisseau de tres-beaux crystaux de Venus. Lesquels on ostera du vaisseau, pour les seicher à l'ombre & les garder.

Facultez.

Ce vitriol est singulier aux maux des yeux, où il n'y a point d'inflammation, ains plustost suffusion, dissoult dans eau rose ou de plantain: & peut égaler ou surpasser les vertus de l'eau descrite dans Bauderon *dans l'Appendix*, pour mesme effect.

De la Lune ou Argent.

METTEZ vne once de limaille d'Argent tres-fin dans vne cucurbite separatoire, versant pardessus autant de bonne eau forte, qu'il en faudra pour le dissouldre, qui peut estre enuiron deux onces. Suffira de bien boucher l'orifice du vaisseau auec du papier, & le laisser à chaleur lente, pour estre dissous. La dissolution estant faicte, on versera la liqueur dans vn pot de terre vernissé bien fort, auec demie liure d'eau de fontaine. Apres on mettra dans le pot des lamines de cuiure, faisant vne legere ebullition à feu lent de charbons. L'ebullition faite on retirera le pot du feu, & on le laissera refroidir. Ce qu'estant on separera par inclination la liqueur qui paroistra bleuë. Et on verra autour des lamines de cuiure, vne chaux subtile argentée, de la Lune. Sur laquelle chaux on versera de rechef de nouuelle eau de fontaine, qu'on fera aussi boüillir, refroidir, & separer par inclination comme dessus. Et on aura encores au fonds du pot, & autour des lamines de cuiure la chaux edulcorée de la Lune. Laquelle on fera seicher, & garder pour d'autres preparations.

La teincture de l'Argent.

ON mettra vne dragme de chaux d'argent dans vne petite phiole, versant pardessus de l'esprit de vitriol, qu'il surnage d'vn bon doigt. Le vaisseau estant bien clos, on le tiendra en digestion si longuement que le menstrue soit entierement teinct, qu'on separera par inclination, reuersant d'autre esprit de vitriol tant de fois, qu'on apperceura quelque teincture en la liqueur. Apres on fera euaporer ces teinctures à consistence d'extraict, tant soit peu espais; versant sur la residence de l'esprit de vin rectifié, qu'il surnage de trois doigts. Le vaisseau estant bien bouché, on le tiendra de nouueau en digestion, iusques à ce que la liqueur soit encores tres bien teincte. On separera par inclination cette teincture; & on reuersera d'autre esprit de vin rectifié, qu'on mettra en digestion iusques à vne finale extraction de teincture. Alors toutes ces teinctures seront filtrees, & distillees au bain marie, iusqu'à ce qu'il en reste le quart. Le vaisseau estant refroidy, on en tirera la residence, qu'on gardera dans vn pot de verre.

Facultez.

On recommande fort cette teincture pour la corroboration du cerueau, sur lequel elle a vne vertu specifique : & partant elle est propre aux grandes maladies qui ont leur siege en iceluy, comme l'apoplexie, epilepsie, lethargie

Dioscoride donne à l'argent vne vertu alexitere contre le venin de l'aconit, & Auicenne l'employe à la palpitation du cœur.

Du Sol ou de l'Or.

COmme nous auons commécé ce petit ouurage par la Rose, la plus belle des fleurs, la plus agreable à l'œil, la plus amie du cœur, nous le finirons par ce metal le plus exquis, le phare du commerce humain, le fils aisné & mignon du Soleil Bien que mon humeur n'aye gueres d'inclination à adorer cette idole du monde, qui a vn si souuerain empire sur les affections des hommes : cela tiendroit pourtant trop de l'inofficieux, si ie ne couchois icy quelques traicts de ses preparations, & des vertus qu'il a dans la Medecine. L'employ de ce metal pour cét vsage n'est pas vne inuention de la seule Chymie, quoy qu'elle se soit estudiée par l'effort d vne plus industrieuse subtilité de rencherir pardessus les preparations communes Car non seulemẽt les Arabes, chez lesquels la Chymie a ou pris naissance, ou pour le moins son accroissement : mais aussi les plus anciens Medecins Grecs apres Hippocrate, entre autres Nicander & Dioscoride, l'ont ordonné comme antidote de l'argent vif, qu'ils estimoient vn venin.

Pour moy, ie tiens que ceste grande vertu ciuile & morale qu'il a de resiouïr le cœur, procede d'vne vertu physique & solaire cachee dans ce metal Laquelle le rend effectiuement propre contre les passions du cœur, telles que sont la melancholie, la palpitation, la syncope, outre sa faculté alexitere generale de resister aux venins. Quand ie n'aurois auec Auicenne, *liure des medicamens cordiaux*, que Fernel *liure 5. ch. 21. de la Methode*, pour caution de ceste vertu naturelle, ie m'estimerois assez fort contre tous ceux qui la combattent. Lesquels ie me presume auoir esté si friands & cupides de posseder l'or tout entier, qu'ils enuioient la seule communication de sa vertu en faueur des autres, quoy qu'elle se pûst distribuer sans dechet, à guise des rayons ou de la lumiere du Soleil, dont l'or est vn hieroglyfe & symbole.

Ce que les Autheurs contraires opposent, que l'or n'a point de familiarité auec nostre chaleur naturelle, & que ne pouuant estre dissous ny conuerty en nostre substance, il ne peut reparer ny restaurer l'humidité radicale perie, comme il arriue en l'hectique consommée, ou au marasme: Cela n'empesche pas que par sa qualité salutaire & cordiale, il ne cause vne telle alteration és esprits en les recreāt & vnissant, & és humeurs en preuenant ou corrigeant leur putre action, qu'il ne corrobore la nature, & la garde de succomber S'il ne remedie pas à l'inanition confirmee, les alimēs les plus substantiels ne le peuuent non plus. Ce seul defaut ne prejudicie rien à sa vertu. Il y a fort peu de maladies qui ayent pour cause conioincte l'inanition, ains plustost la repletion & putrefaction: pouuant obuier à la derniere, apres auoir suffisamment satisfaict à l'autre par l'euacuation.

D'autres passent encore plus auant, & luy attribuent la vertu de purifier le sang, auec lequel il a vne particuliere conuenance, faisans vne analogie des quatre humeurs aux quatre metaux; du sang auec l'or, de la bile auec le fer ou acier, de la pituite auec l'argent, & de la melancholie auec le plomb.

Calcination de l'or.

ON reduira en poudre tres-subtile deux dragmes d'or tres-fin, ou bien des petites lamines fort deliées: lesquelles on ployera, & on les mettra dãs vne petite phiole, versant pardessus demie once d'eau royale. Puis on la tiédra en digestiõ à chaleur lente, iusques à ce que la substance de l'or soit cõuertie & dissoulte en la liqueur. Ce qu'estãt, on versera cette liqueur par inclination dans vn grand vaisseau precipitatoire, versant pardessus, goutte à goutte, autant d'huile de tartre faict par defaillance, qu'il suffira pour faire la precipitation Et il se fera durant cette precipitation vn grand combat; lequel finy on verra la matiere precipitée vermeille au fonds du vase. Alors on agitera le tout, & on le filtrera La matiere restant dans le filtre sera edulcorée, desseichée au Soleil, & gardée pour ses vsages.

Facultez.

Cette poudre a vne vertu cardiaque, exaltée pardessus celle qu'on attribuë à sa base, de corroborer le cœur, auec lequel elle a vne occulte sympathie, comme il a esté dict: & luy attribuë-on encores celle de prouoquer les sueurs, attenuant les humeurs grossieres qui obsedent le cœur. La dose est de huict ou dix grains, meslangez auec quelque conserue cordiale, comme est celle de buglosse; ou bien dans deux ou trois onces d'eau cordiale de buglosse, vlmaria, ou chardon benist.

L'or potable.

ON mettra vne once d'or limé dans vne phiole de verre, versant pardessus quatre onces d'esprit de sel rectifié, auec son alembic & le recipient bien ioincts & lutez: on le mettra en digestion au bain marie par l'espace de 14. iours à feu du premier degré. La digestion faicte on verra au fonds de la phiole la substance de l'or à demy consumée & fonduë. Alors on separera par inclination cette solution teincte en couleur d'or: & on reuersera de nouuel esprit de sel rectifié sur la residence, & on fera vne digestion de mesme à la precedente. Et à la fin on separera de nouueau la liqueur teincte en or: & puis on verra au fonds de la phiole vne masse blanchissante, qu'on tient pour la terre de l'or. On ostera cette terre, & on remettra de nouueau ces solutions dans vne phiole, & on les mettra en digestion au bain marie durant quatorze iours à feu du premier degré. Apres on les distillera à feu du second degré iusques à siccité. Alors on mettra la residence dans le pellican, versant pardessus de l'esprit de vin espuré de son phlegme, quatre onces. L'orifice du vaisseau estant bien bouché auec vessie de porc moüillée, on fera encores digestion au bain marie, à feu du second degré, ou dans le fien de cheual vn mois durant, ou si longuement qu'on voye distiller par les bras ou anses du pellican des gouttes dorees. Alors on ostera cette liqueur, & on distilera par la cucurbite au bain marie à feu du premier degré iusques à la moitié. Ce qui reste, sera la vraye solution ou teincture d'or, qu'on appelle *Or potable*.

Faculte[z].

Cette liqueur spiritueuse est reputée si souueraine & amie de la nature, qu'elle est capable de preseruer le corps de toute infection, de purifier le sang de toute impureté, corroborer le cœur & tous les visceres; par vne proprieté & temperature de substance fort proportionnée à nostre humidité radicale, qu'il fixe, & en retient, ou tout au moins modere la dissipation, retardant par ce moyen la vieillesse. Septalius, *lib. 5. Animaduersion* prefere la solution Chymique de l'or à toute autre maniere de le preparer.

FIN.

Fautes à corriger.

Fol. 4. ligne 1. lisez & le, f. 6. lin. 22. lis. Iulep, f. 10. l. 5. & le.

www.ingramcontent.com/pod-product-compliance
Ingram Content Group UK Ltd.
Pitfield, Milton Keynes, MK11 3LW, UK
UKHW021551260726
13993UKWH00002B/770